Entspannende Einschlafhilfen für dich

GuteNacht Geschichten für Alltagsheldinnen

arsEdition

SCHNELLE EINSCHLAFHILFEN –
WENN DIR DAS EINSCHLAFEN LEICHTER FÄLLT

Ithar Adel, Der Nachtzug S. 6

Fritz Hartnagel an Sophie Scholl,
Damit wir uns nicht verlieren S. 9

Hedwig Dohm, Christa Ruland S. 14

Paula Dehmel, Das grüne Haus S. 18

Antoine de Saint-Exupéry, Der kleine Prinz S. 20

Rose Feitelson an Hannah Arendt,
Wie ich einmal ohne Dich leben soll ... S. 26

Christian Morgenstern, Fisches Nachtgesang S. 29

Hilde Spiel, Flöte und Trommeln S. 30

LÄNGERE EINSCHLAFHILFEN –
WENN DIR DAS EINSCHLAFEN MAL SCHWERFÄLLT

Michelle Obama, Becoming S. 34

Carmen Sylva,
Weißt du wirklich, was das ist: Freude? S. 40

Colette, Die Genesung S. 44

Émile Zola, Liebe unter den Dächern S. 54

Lou Andreas-Salomé, Eine Ausschweifung S. 58

Jan-Philipp Sendker, Das Herzenhören S. 64

Melania G. Mazzucco, Rettung S. 70

Kleine Entspannungsübungen und Einschlaftipps für unruhige Nächte

Danke für diesen Tag! S. 12
Yoga – Sanfte Abendroutine im Bett S. 24
Mineralstoffmangel? S. 39
Gesichtsmassage für dich S. 53
Kräutermüde S. 63

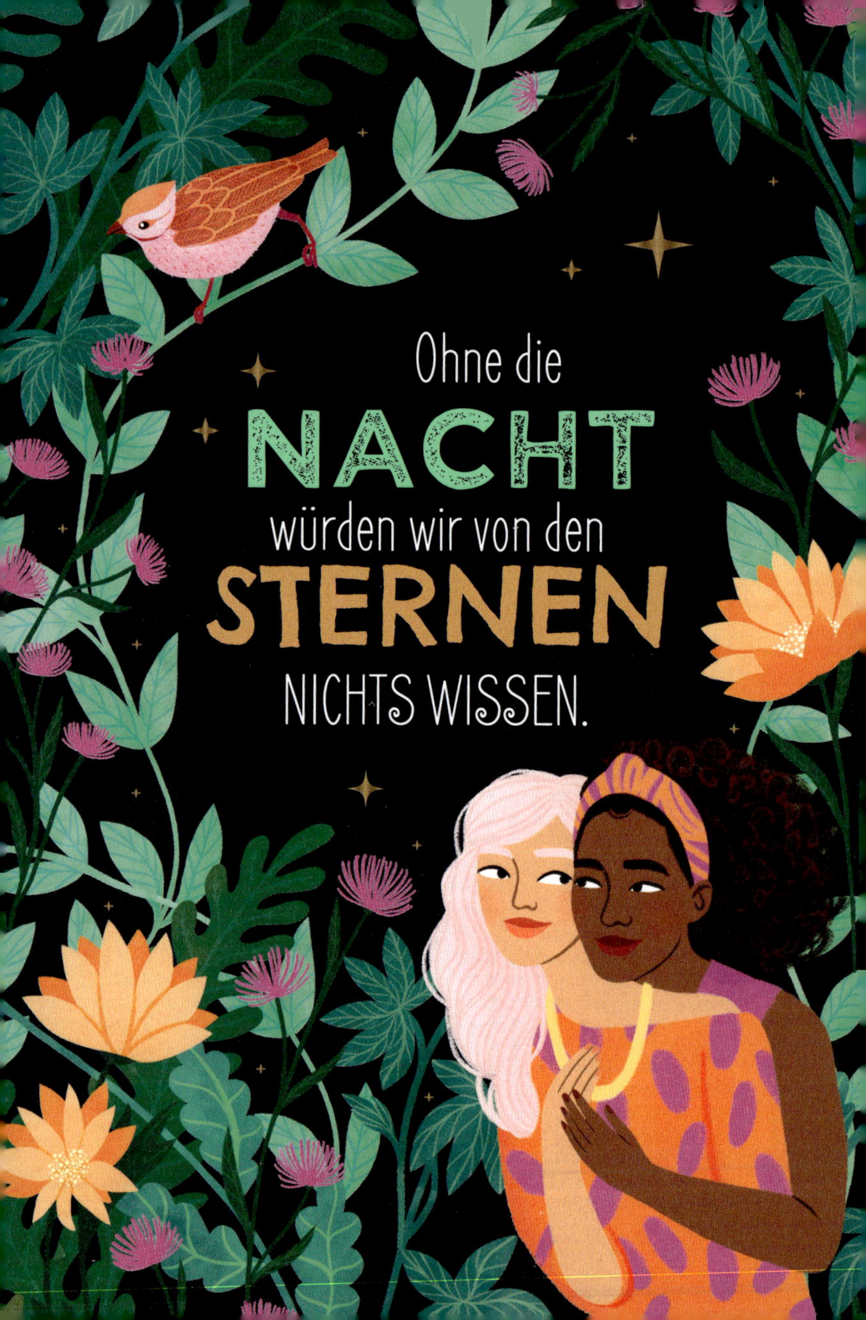
Ohne die
NACHT
würden wir von den
STERNEN
NICHTS WISSEN.

ENTSPANNT EINSCHLAFEN ...

... ist nach einem turbulenten Tag nicht immer ganz einfach. Gehörst du auch zu den Ruhelosen, die sich abends schwertun, die Hektik des Alltags hinter sich zu lassen? Du möchtest endlich wieder tief und sorgenfrei schlafen, um erholt in den nächsten Morgen zu starten?

Dann ist diese Gutenachtlektüre für Alltagsheldinnen genau das Richtige für dich: Schöne, ruhige Feel-good-Geschichten helfen dir, dein Gedankenkarussell zu stoppen und – wohlig unter die Decke gekuschelt – ins Reich der Träume abzutauchen.

Einfache Entspannungsübungen und Einschlaftipps unterstützen dich außerdem dabei, deine ganz persönliche Abendroutine zu entwickeln. Ideal auch als Geschenk für einen lieben Menschen, dem du genau das wünschst: eine wohlverdiente

GUTE NACHT!

DER NACHTZUG

Ithar Adel

Lena sah den dunkelblauen, altmodischen Zug langsam am Bahnhof einfahren und merkte, wie Vorfreude in ihr aufkam.

Sie war auf der Reise zum Ferienhaus der Großeltern, und sie wusste: Keine Zugstrecke war so schön wie diese. Den restlichen Abend und die gesamte Nacht würde sie in diesem Zug verbringen und morgen früh entspannt an der Endhaltestelle ankommen, in dem kleinen Ferienort am Meer, den sie seit ihrer Kindheit jedes Jahr besuchte.

Der Zug kam so zum Halt, dass Lena vor dem Wagen stand, in dem sie ihren Schlafplatz reserviert hatte. Die Tür öffnete sich automatisch, und Lena stieg erwartungsvoll ein. Der Waggon kam ihr bereits vertraut vor.

Der Zug war eines jener antiken, liebevoll eingerichteten Modelle, wie sie Lena aus alten Filmen kannte. Das Licht im Waggon war warm und gedimmt. Von draußen schien die Abendsonne herein. An diesem kühlen Frühsommerabend war es hier im Zug angenehm warm und gemütlich. (...)

Lena hatte eine lange Woche hinter sich und freute sich, den Abend ganz für sich allein zu haben. Sie merkte, wie ein Gefühl der Dankbarkeit in ihr aufkam – dafür, dass sie diesen Abend in vollständiger Ruhe und Gemütlichkeit verbringen konnte. Sie lehnte sich in ihren Sitz, atmete tief ein und ließ mit dem Ausatmen die Anspannung in ihrem Körper los. (...)

Langsam griff sie in ihren Rucksack und holte eine silberne Thermoskanne heraus, in die sie sich ihren geliebten Gutenachttee gefüllt hatte. Sie öffnete den Deckel der Kanne und nutzte ihn als Tasse.

Aus der Kanne dampfte die warme Flüssigkeit und verteilte im Abteil den wohligen Geruch von Lavendel. Sie schenkte sich eine Tasse ein und nahm einen Schluck. Der Tee schmeckte genau so, wie sie ihn liebte. Er wärmte ihren Hals, dann ihren Bauch und innerhalb weniger Momente ihren ganzen Körper. (...)

Es war mittlerweile schon etwas dunkler geworden, und an den Farben außen konnte Lena sehen, dass die Sonne schon sehr tief stand. Das dunkle Grün der Felder war an den Stellen, an denen die Sonne darauffiel, in ein sattes, schimmerndes Dunkelorange gehüllt. (...)

Lena machte sich schlafbereit. Sie griff nach ihrem Rucksack, warf ihn sich über die rechte Schulter und verließ ihr Abteil.

Auf dem Weg in den Waschraum lief sie an anderen Abteilen mit verschlossenen Glastüren vorbei. In einem Abteil saß eine junge Mutter mit einem Kleinkind auf dem Schoß. Der Junge schlief in ihren Armen. Sie wiegte ihn langsam hin und her und küsste ihn zart auf die Stirn.

In einem anderen Abteil saßen sich eine ältere Dame und ein älterer Herr gegenüber. Beide hatten sich zugedeckt. Der Mann hatte seine Augen geschlossen und schien auch schon zu schlafen. Seine Hände lagen auf dem Bauch und hielten ein Buch, über dem er anscheinend eingenickt war.

Die Frau trug eine Lesebrille und las bei gedimmtem Licht in einem dicken, braun gebundenen Buch. Lena konnte nicht erkennen, was für ein Buch es war, es schien jedoch sehr spannend zu sein, denn ihre Augen folgten Zeile um Zeile mit einem konzentrierten Gesichtsausdruck.

Lena musste an ihre eigenen Großeltern denken und spürte ein warmes, liebevolles Gefühl in sich aufkommen. Früher war sie diese Strecke oft zusammen mit ihren Großeltern gefahren und hatte so lange gelesen, bis sie in den Armen ihrer Großmutter eingeschlafen war. (...)

Wieder in ihrem Abteil angekommen, konnte es Lena kaum erwarten, es sich selbst bequem zu machen und zu schlafen. Sie sank auf den weichen Sitz, deckte sich mit ihrer Decke zu und rekelte sich hinein in die angenehmste Position, um entspannt zu schlafen. Sie blickte noch einmal aus dem Fenster. (...)

Draußen war es mittlerweile richtig dunkel, und Lena erkannte nur noch die Silhouetten der Baumspitzen eines Waldes. Lenas Augenlider wurden schwer.

Sie schaute sich in ihrem Abteil um, nahm noch einen Schluck vom warmen Tee und schloss ganz langsam die Augen. Sie atmete tief ein und entspannt aus. Dann ließ sie sich noch tiefer in ihren Sitz zurückfallen und merkte, wie sich ihr ganzer Körper mit einem wohligen, warmen Gefühl der Geborgenheit und Entspannung füllte. Ihr Schlafplatz trug sie durch die Nacht, und ihr war fast so, als hielte ihr Sitz sie liebevoll in seinen Armen.

Der Zug fuhr gemächlich vor sich hin und schwankte leicht. Es war wie das beruhigende, leichte Schaukeln auf einer Hängematte.

Während Lena immer müder wurde, sank sie tief ein in das beruhigende, sich sanft wiederholende Fahrgeräusch des Zuges auf seiner langsamen, rhythmischen Fahrt. Es war das ihr vertraute, angenehme Geräusch, das die Räder von alten Zügen machen, wenn sie über Gleise gleiten.

Lena fing an, im Takt des Fahrgeräusches zu zählen:
Bei zehn angekommen, fing sie von vorne an.

Sie bemerkte, dass sie mittlerweile im Takt der Zuggeräusche atmete.

Eins ... zwei ... drei ... vier ... fünf ... sechs ... sieben ... acht ... neun ... zehn.

Vom Rhythmus ihres Atems getragen, lösten sich Lenas Gedanken in immer ferneren Gefilden auf, und sie glitt in einen tiefen, entspannten Schlaf.

DAMIT WIR UNS NICHT VERLIEREN

Briefe von Fritz Hartnagel an Sophie Scholl

8.10.39 (aus Calw)

Meine liebe Sofie!

Da ich annehme, dass Du Dich genauso freust wie ich, wenn ich einen Brief von Dir bekomme, will ich Dir heute noch schnell einen Gruß schreiben, denn ich weiß nicht, wann ich wieder dazu komme, da sich bei uns in den nächsten Tagen einiges ändern wird.

Ich bin gerade aus dem Bad gestiegen und sitze nun in einem durch eine Bettflasche gewärmten Bett. Du kannst Dir denken, was das für ein schönes Gefühl ist.

Überhaupt ist die Stunde vor dem Einschlafen für mich immer die schönste des ganzen Tages, wo man nicht arbeiten und nicht denken muss und doch so viel für sich denken kann, drum ist sie trotzdem die wertvollste des Tages, die Stunde, in der man sich selbst gehört. Und da bin ich ganz Deiner Ansicht, dass es Stunden des Alleinseins gibt, die viele andre des Zusammenseins aufwiegen. Aber nicht immer. Es sind noch Stunden des Nachdenkens über Vergangenes und Erlebtes, des Klärens. Dagegen gibt Erleben, das einen weiterbringt, und neue Anregungen meistens nur das Zusammensein mit anderen. Es sei denn, dass man alles aus sich selbst schöpfen kann.

Ich kann Dich auch gut verstehen, dass Du Dich von allen Menschen manchmal freischütteln möchtest, um eben vollkommen frei zu sein.

Drum, liebe Sofie, wünsche ich, dass Du Dich auch an mich nicht irgendwie gebunden fühlst. Verstehst Du mich auch recht? Ich meine, Du sollst rücksichtslos sein, da wir uns sonst vielleicht mehr nehmen als geben würden. Wir wollen uns gegenseitig immer offen sein.

Nun schlaf mit mir gut in den andern Tag hinein.

Fritz

25.3.40 (aus Gelsenkirchen)

Ich weiß nicht, wo Du jetzt bist, aber ich vermute, dass Du gerade mit Lisa zusammen durch irgendein Dorf auf der Alb bummelst und vielleicht auch etwas drüber hinaus, wo keine Menschen mehr sind. Ich wollte so gerne nicht nur in Gedanken mit Euch gehen.

Gerade an Ostern ist es mir recht schwergefallen, hier in dieser Industriestadt, wenn ich dran dachte, wie schön es auf der Alb sein müsste, wenn schon hier durch Rauch und Dunst die Sonne so warm auf das Pflaster strahlt. Ich habe mich bemüht, mir die Feiertage so schön wie möglich zu machen. Ich bin an beiden Ostertagen in den benachbarten Wald hinausgegangen, der allerdings von Osterspaziergängern wimmelte, drum gefiel mir's nicht sehr.

Heute Nachmittag bin ich zufällig mitten im Wald unserem Lt. Pfeiffer begegnet, der auf dem Motorrad angebraust kam und angeblich einen Weg für einen Geländelauf erkundete. Wir fuhren dann zusammen kreuz und quer durch den Wald und scheuchten alle Spaziergänger auf. Ich bekam wieder Lust zu einer richtigen herzerfrischenden Geländefahrt, aber leider muss man ja mit dem Benzin sparen.

Meine Schwestern vom Waisenhaus haben zu mir auch den Osterhasen geschickt und mir zwei bunt bemalte Eier in einem selbst gebastelten Körbchen und einen Blumenstrauß auf den Tisch gestellt. Aber das Schönste von ganz Ostern waren Deine beiden Päckchen, besonders da sie so unverhofft kamen. D. h., als ich Ostersonntag keine Post bekommen hatte, habe ich nicht mehr damit gerechnet. Aber wie ich abends in mein Zimmer kam, lagen zwei Päckchen mit Deiner Schrift auf meinem Tisch, die wahrscheinlich mein Bursche dorthin gebracht hatte. Ich habe mich aber erst ausgezogen und umständlich gewaschen (das glaubst Du natürlich nicht, aber es stimmt doch!) und habe dann im Bett die Päckchen aufgeschnürt. Ganz zum Schluss kam dann Dein Brief als Schönstes dran. Ich dachte erst, Du wolltest mich ärgern mit dem zusammengefalteten Papierchen, auf dem nichts gestanden war. Erst als ich Deinen Brief gelesen hatte, kam ich drauf, was es zu bedeuten hatte, und habe die Wimpern noch alle auf meinem Deckbett gefunden. Eigentlich müsstest ja Du Dir selbst dafür was wünschen. Aber ich habe mir drei schöne Wünsche ausgedacht. Für die beiden Büchlein und all die guten Sachen danke ich Dir Sofie und denen, die mitgeholfen haben, vielmals. (...)

Bei uns scheint heute der Mond ganz hell. Ich finde es so tröstlich, wenn ich dran denke, dass Du, wenn Du gerade einen Abendspaziergang machst oder zum Fenster hinausschaust, den Mond genauso siehst, und dass es derselbe Mond ist, der uns über dem Hochalbpass geleuchtet hat. Wenn ich daran denke, fühle ich uns gar nicht so weit getrennt.

Herzliche Grüße an alle!

von Fritz

DANKE FÜR DIESEN TAG!

Was abends vor dem Schlafengehen unsere Gedanken beherrscht, sind oft die negativen Dinge. Müde und erschöpft von Arbeit und Alltagsdramen, erscheinen unsere Sorgen und Probleme noch erdrückender als sonst. Keine gute Voraussetzung für eine entspannte Nacht.

Du kannst aber Abhilfe schaffen:
indem du deinen Blick änderst!

Gibt es nicht auch genug Wunderbares auf dieser Welt? Auf das wir nur nicht achten, weil wir es – aus welchem Grund auch immer – für selbstverständlich nehmen?

Nicht jeder Tag ist gut, aber jeder Tag hat etwas Gutes – man muss es nur sehen wollen!

PROBIERE ES EINMAL AUS:

Mach es dir mit Kuscheldecke und einer Tasse Tee gemütlich und überlege, wofür du heute dankbar bist …

Dankbar für die Füße, die dich durchs Leben tragen.
Dankbar für das Zwitschern der Vögel.
Dankbar für einen wertvollen Moment, eine schöne Begegnung.
Dankbar für die kleine Auszeit, die du dir jetzt gönnst.

Erstelle in Gedanken deine ganz persönliche Liste. Verweile bei diesen positiven Bildern und lass sie dich in deinen Schlaf begleiten. So wird deine Nacht erholsamer und du gehst gestärkt und optimistisch in den neuen Tag.

DANKBARKEIT verändert unser Leben!

Es ist wissenschaftlich erwiesen, dass eine dankbare Haltung das Glücksempfinden steigert. Die Anfälligkeit gegenüber Stress und psychischen Erkrankungen geht zurück und selbst handfeste Gesundheitswerte wie Herzfrequenz und Immunabwehr verbessern sich merklich.

Am nächsten Tage, als das Wetter sich aufgehellt, machte Anne Marie einen langen Spaziergang mit Adrian. Am Abend sagte sie zur Schwester: »Wunderst du dich über meine Intimität mit Adrian? Es ist nicht, was du denkst. Ich habe nur ein Geheimnis mit ihm. Aber – sie lächelte – es ist nichts so fein gesponnen, kommt endlich an die Sonnen, oder auch an den Mond.«

Die Pflege Theodors gab ihr den Vorwand, es einzurichten, dass Christa jetzt oft allein mit Adrian Strand- und Waldspaziergänge unternahm. Sie sprachen wenig, die beiden. Sie empfand ein warmes Behagen, an seiner Seite zu gehen. Das gemeinsame innige Genießen der Natur schuf eine Intimität zwischen ihnen. Einmal verirrten sie sich im Walde. Er ging, um den Weg zu suchen. Sie setzte sich auf einen abgeholzten Baumstamm. Es war so still, lautlos. Nur das leise Summen der Wespen, der Duft des Heidekrauts und des Nadelholzes.

Er blieb lange aus. Mit sehnsüchtiger Angst spähte sie nach ihm. Da plötzlich stand er hinter ihr. Er war auf einem andern Weg zurückgekommen. Sie jauchzte auf, und erschrak gleich darauf über dieses Jauchzen. Liebte sie ihn? Sie nahm seinen Arm nicht und blieb an dem Tage unruhig und in sich gekehrt.

Einige Tage später gingen sie durch den Wald, über hügliges Terrain, bis sie zu einem kleinen freien Platz gelangten, von dem aus man weit über das Meer hinaussah. Er breitete seinen Plaid aus, und Christa setzte sich auf den Boden. Er lehnte an einem Baum.

In seidiger Schönheit rann das Meer. Lichtfunken glitzerten in spielerischem Gekräusel darüber hin. Und wie die Sonne tiefer sank, wurde das Meer ein einziges golden bläulich seliges Schimmern von unaussprechlicher Zartheit.

Eine wunderbare Stimmung kam über die beiden. Unwillkürlich schlangen sich ihre Hände ineinander.

Aneinandergeschmiegt gingen sie durch die Walddämmerung langsam nach Hause.

Im Gärtchen vor der Villa stand Anne Marie. Ihr Blick streifte Adrian. Er nickte unmerklich.

Der Vater sei angekommen, verkündete sie, etwas Außerordentliches sei ihm passiert, das heißt eigentlich mehr der Mama, bei Tisch würde es sich enthüllen. Christa müsse sich aber der Feststimmung zuliebe in Wichs werfen, mindestens ein weißes Gewand. Christa ging sich umzukleiden.

Als sie eine halbe Stunde später in das Speisezimmer trat, sah sie nur strahlende Gesichter. Der Vater umarmte sie, gegen seine Gewohnheit, zärtlich. Theodor Stern hatte sich im Rollstuhl an den Tisch fahren lassen und drückte ihr die Hand mit einer Kraft, dass sie fast erschrak. Auf dem Tisch stand Champagner.

Nun erfuhr sie es gleich: Der Vater war Geheimrat geworden. Die Mutter sah so schön aus, wie sie sie außerhalb des Salons noch nicht gesehen hatte.

Gegen Ende des Mahls erhob sich Frau Harriet, hielt eine anmutige kleine Rede und brachte einen Toast aus auf den lieben funkelnagelneuen Geheimrat und – auf das Brautpaar.

Christa sah sich unwillkürlich um. Welches Brautpaar? »Adrian und Christa!«

Ein Zittern überlief Christa. Wie einer Traumwandelnden war ihr, die man zu laut anruft.

»Aber«, stammelte sie. Sie sah hilflos, geängstigt aus, blickte von einem zum andern – lauter glückliche Gesichter. Sie stand wie unter einem Bann, sagte nichts. Alle umarmten sie. Adrian küsste ihr die Hände.

Sie sah ihm gerade in die Augen. Ja – ein liebenswerter Mensch.

Anne Marie war sprühend, fast zu sprühend. Sie trank viel Champagner und behauptete, sie hätte sich Adrian glühend zum Schwager gewünscht.

Als Christa ihr Zimmer betrat, stieg der Mond in halber Sichel rot aus dem Meere auf. Als er höher kam, floss sein Licht in dunklem, mattem Silber am Rand des Meeres hin. Das Meer rauschte – ein Choral, und dazwischen ein leises Getön wie von fernen Flöten, oder war es ein Echo des Rauschens? Oder nur ein Vibrieren der Nacht?

Sie blieb mitten im Zimmer stehen, in einer Flut von Mondlicht. Die Veranda vor dem Zimmer war durch eine Säule gestützt. Immer höher stieg der Mond. Durch den Vorhang der Veranda blickte sie auf seine breite Silberbahn im Wasser.

Könnte es am Meer in Venedig schöner, magisch berückender sein?

Unter dem Balkon stand eine dunkle Gestalt und blickte empor, ob zu ihr, ob in den Sternenhimmel? Es war Adrian. Ihre Seele rief ihn: Komm!

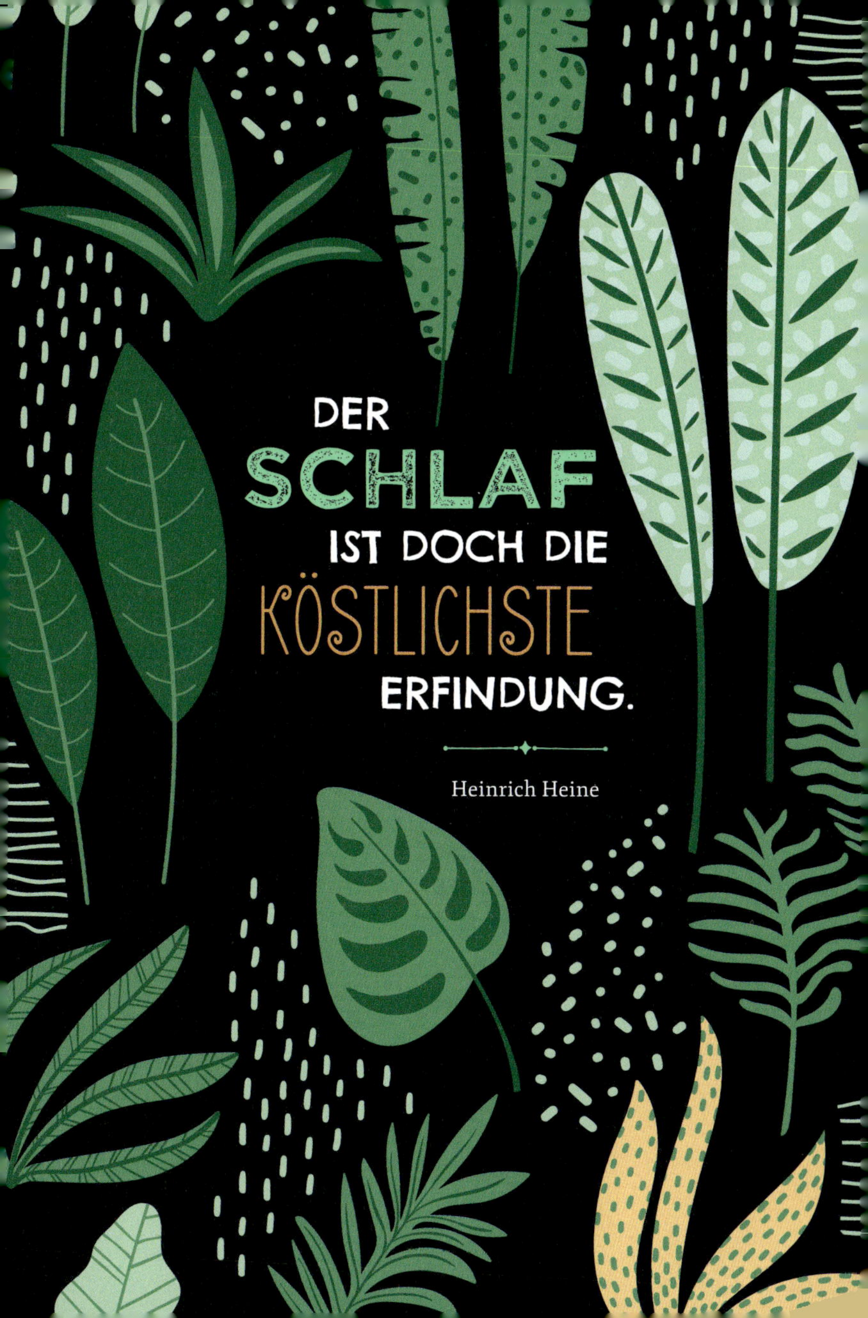
DER
SCHLAF
IST DOCH DIE
KÖSTLICHSTE
ERFINDUNG.
Heinrich Heine

DAS GRÜNE HAUS

Paula Dehmel

Es ist nicht etwa grün angestrichen wie ein Gartenzaun oder eine Blumenbank – nein, das wäre hässlich, die Menschen verstehen noch immer nicht die Farben so gut zu mischen wie der liebe Gott –, mein Haus ist anders grün, und auch nur im Sommer. Dann wachsen die Haselsträucher und die Kletterrosen so dicht an den Mauern, dass man vor lauter Grün nicht in die Fenster sehen kann, trotzdem sie ganz niedrig liegen; und wenn der Wind kommt, weht er Laub und Blütenblätter über meinen Schreibtisch. In diesem grünen Haus wohne ich mit meinen drei Kindern, der Detta, dem Peter und der kleinen Liselotte, die noch nicht in die Schule geht und ein großer Wildfang ist, sodass ich meine liebe Not mit ihr habe. Denkt nur, neulich wollte sie durchaus die Blumen von meinem neuen Sommerhut abpflücken. Detta und Peter sind schon verständiger; wenn sie sich nicht so oft streiten würden, wäre ich ganz zufrieden mit ihnen, aber das können sie sich nicht abgewöhnen. Außer uns ist noch Dido, der Teckel da, der alle Menschen anbellt, die am Gartenzaun vorbeigehn, und die alte Guste, die Kartoffeln schält und die Stuben aufräumt, denn das tue ich nicht gern. Nachmittags gehn wir in den Wald hinaus, der dicht vor unserm grünen Haus liegt, oder an den kleinen Schilfsee.

Da dürfen die Kinder spielen. Wenn die Sonne untergeht, freuen wir uns über die leuchtenden, goldroten Kiefernstämme und über die rosa Wolken, die am Himmel stehn.

Ist das Wetter nicht schön, bleiben wir zu Hause und machen Musik. Detta kann schon kleine Stücke auf der Geige spielen, und ich begleite sie auf dem Klavier, das klingt fein. Oder wir singen zusammen. Die alte Guste sitzt dann auch mit dem Strickzeug dabei und hört zu, und der Dido rührt sich nicht aus dem Zimmer, auch der hört gern Musik.

An warmen Abenden setze ich mich auf die Veranda. Wenn die Kinder schlafen und alles mäuschenstill ist, gehe ich in den Garten hinaus, wo mein lieber Nussbaum steht, mit seinen glänzenden, wohlriechenden Blättern. Um ihn her ist eine Bank gezimmert; ich setze mich darauf, lehne den Kopf gegen den Stamm und mache die Augen zu. Wie schön das ist! Leise rauschen die Blätter, ich höre Töne, Worte, und bald werden es ganze Geschichten, die mir der Baum zuflüstert. Stundenlang kann ich so zuhören. Manchmal wirft auch eine kleine Grille oder ein Nachtvogel ein paar Worte dazwischen. So sitz ich an manchem Sommerabend unter seiner Krone, und wenn ich genug von seinen Märchen weiß, gehe ich zurück ins grüne Haus und setze mich an den Schreibtisch.

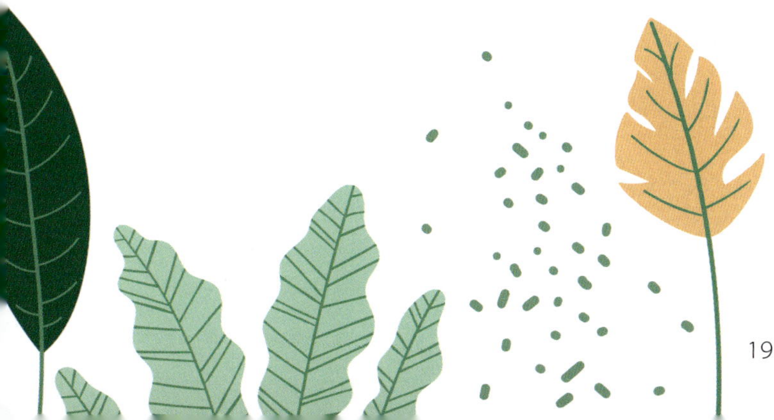

DER KLEINE PRINZ

Antoine de Saint-Exupéry

Der fünfte Planet war sehr sonderbar. Er war der kleinste von allen. Es gab dort gerade genug Platz für eine Laterne und für einen Laternenanzünder. Der kleine Prinz konnte sich nicht erklären, wozu man irgendwo im Himmel, auf einem Planeten ohne Haus und sogar ohne Menschen eine Laterne und einen Laternenanzünder benötigte. Doch er dachte sich:

Vielleicht ist dieser Mann verrückt. Er wäre jedoch nicht so verrückt wie der König, der Eingebildete, der Geschäftsmann und der Trinker. Seine Arbeit macht zumindest Sinn. Wenn er seine Laterne anzündet, ist es, als erschaffe er einen neuen Stern oder eine Blume. Wenn er seine Laterne löscht, wiegt er Blume oder Stern in den Schlaf. Das ist eine sehr schöne Beschäftigung. Das ist richtig nützlich, weil es ja schön ist.

Als er auf dem Planeten landete, grüßte er den Laternenanzünder voller Respekt:

»Guten Tag. Warum hast du gerade deine Lampe gelöscht?«
»Das ist die Vorschrift«, antwortete der Laternenanzünder.
»Guten Morgen.«
»Was bedeutet das?«
»Es bedeutet, dass ich meine Lampe löschen muss. Guten Abend.«
Und er zündete sie wieder an.

»Und warum hast du sie wieder angezündet?«
»Das ist die Vorschrift«, antwortete der Laternenanzünder.
»Das verstehe ich nicht«, meinte der kleine Prinz.
»Da gibt es auch nichts zu verstehen«, sagte der Anzünder.
»Eine Vorschrift ist eine Vorschrift. Guten Morgen.«

Und schon löschte er die Lampe wieder aus.

Danach fuhr er mit einem rotkarierten Taschentuch über seine Stirn.

»Eine schreckliche Arbeit mache ich da. Früher war das mal vernünftig. Morgens zündete ich die Lampe an, am Abend löschte ich sie. Den Rest des Tages konnte ich mich ausruhen und den Rest der Nacht konnte ich schlafen ...«
»Und jetzt hat sich die Vorschrift geändert?«
»Die Vorschrift hat sich nicht geändert«, sagte der Laternenanzünder. »Das ist ja die Tragödie! Von Jahr zu Jahr dreht sich der Planet schneller, aber die Vorschrift hat sich nicht geändert!«
»Und das heißt?«
»Das heißt, dass er jetzt eine Umdrehung pro Minute macht, mir bleibt nicht eine Sekunde Pause. Einmal pro Minute mache ich an und aus.«
»Das ist wirklich lustig! Die Tage bei dir dauern eine Minute!«
»Das ist ganz und gar nicht lustig«, sagte der Anzünder. »Jetzt unterhalten wir zwei uns schon seit einem Monat.«
»Seit einem Monat?«
»Jawohl. Dreißig Minuten. Dreißig Tage! Guten Abend.«

Und er zündete seine Laterne wieder an.

Der kleine Prinz sah ihm weiter zu, und er mochte diesen Anzünder, der so treu seine Vorschrift befolgte, wirklich sehr. Er musste an die Sonnenuntergänge denken, denen er selbst einmal hinterherjagte, indem er seinen Stuhl immer weiterzog. Er wollte seinem Freund helfen:

»Weißt du ... ich kenne einen Weg, wie du dich ausruhen kannst, wann immer du willst ...«
»Das will ich immer«, sagte der Laternenanzünder. Denn wenn man pflichtbewusst ist, kann man trotzdem faul sein.

Der kleine Prinz fuhr fort:

»Dein Planet ist so klein, dass du mit drei Schritten einmal herum bist. Du musst nur langsam genug gehen, dann bleibst du immer in der Sonne. Wenn du dich ausruhen willst, gehst du einfach ... und der Tag dauert so lange, wie du möchtest.«
»Das bringt mich auch nicht weiter«, sagte der Anzünder. »Denn ich liebe den Schlaf.«
»Dann ist es zwecklos«, sagte der kleine Prinz.
»Es ist zwecklos«, sagte der Anzünder. »Guten Morgen.«

Und er löschte seine Lampe.

Dieser Mann, dachte der kleine Prinz, als er seine Reise fortsetzte, würde von allen anderen verachtet werden, vom König, vom Eingebildeten, vom Trinker und vom Geschäftsmann. Trotzdem ist er der Einzige, der mir nicht lächerlich erscheint. Vielleicht weil er sich mit etwas anderem beschäftigt, als mit sich selbst.

Er stieß einen Seufzer des Bedauerns aus und dachte noch: Dieser Mann ist der Einzige, den ich zu meinem Freund gemacht hätte. Aber sein Planet ist wirklich sehr klein. Hier gibt es keinen Platz für zwei ...

Was sich der kleine Prinz nicht einzugestehen wagte, war, dass er diesem gesegneten Planeten vor allem deshalb nachtrauerte, weil es dort eintausendvierhundertvierzig Sonnenuntergänge in vierundzwanzig Stunden gab!

JEDE DUNKLE NACHT HAT EIN HELLES ENDE.

Nizami

YOGA –
SANFTE ABENDROUTINE IM BETT

Eine 10-minütige Yogaeinheit vor dem Schlafengehen hilft dir, innerlich Abstand zu einem stressigen Tag zu gewinnen und Verspannungen zu lösen.

Keine Angst: Für diese einfachen Übungen musst du kein superflexibler Schlangenmensch sein. Es geht nicht um Kraft oder Leistung, sondern ums Fallenlassen, Getragenwerden, Ankommen bei dir selbst ...

Am besten, du machst dich bereits bettfertig, dann kannst du im Anschluss gleich liegen bleiben und gemütlich einschlummern.

Also ab in den Pyjama und ausprobieren!

1) FORWARD BEND

Setz dich im Schneidersitz auf deine Matratze. Bring die Arme gestreckt nach oben und lass dich dann langsam nach vorne absinken. Wenn es geht, legst du die Stirn ab, das beruhigt den Geist.

Bleib für etwa zehn tiefe und ruhige Atemzüge in dieser Haltung. Dieses Asana stoppt das Gedankenkarussell, das dich nachts wach hält.

2) CHILD'S POSE

Nun kniest du dich hin und setzt den Po auf den Fersen ab. Beuge dich vor bis deine Stirn die Matratze berührt. Der Po sollte wenn möglich auf den Fersen bleiben. Die Arme kannst du vor oder neben dir ablegen – wie es dir angenehmer ist.

In der Haltung des Kindes werden die Sorgen des Tages vergessen. Wir fühlen uns wie im Bauch der Mutter, geborgen und beschützt, und können einfach nur entspannen.

3) RECLINED BUTTERFLY

Für die letzte Übung legst du dich flach auf den Rücken und bringst deine Fußsohlen aneinander. Die Knie öffnest du dabei nach außen. Je näher du die Füße zu dir heranziehst, desto intensiver wird der Stretch. Die Hände kannst du ganz bequem auf deiner Brust und dem Bauch ablegen oder die Arme etwas zur Seite ausbreiten.

Emotionale Anspannungen manifestieren sich häufig in der Hüfte. Leichtes Dehnen kann Abhilfe schaffen. Die Anspannungen des Tages werden so gelöst und der Geist beruhigt.

Jetzt brauchst du nichts weiter zu tun, als der angenehmen Schwere deines Körpers nachzuspüren, tief und ruhig weiterzuatmen und ... einzuschlafen.

Wer am Tag
TRÄUMT,
wird sich vieler Dinge
BEWUSST,
die dem entgehen,
der nur nachts träumt.

Edgar Allan Poe

WIE ICH EINMAL OHNE DICH LEBEN SOLL ...

Rose Feitelson an Hannah Arendt in Athen

New York, Oktober 1955

Liebste Hannah – herzlichen Glückwunsch zum Geburtstag.

Ob es daran liegt, dass Du nicht hier bist, oder ich alt werde und an denen hänge, die ich liebe, Dein Geburtstag ist das Wichtigste, was geschah, seit ich aus Europa zurückgekehrt bin. Lass uns um Himmelswillen versuchen, beim nächsten Mal beieinander zu sein.

Dies ist sicherlich eine Gelegenheit, einen längeren Brief zu schreiben, aber ich bin überlastet, Halbzeitjob hin oder her. Meine Chefin, die schon weiß, dass es Dinge gibt, die ich über meine Verpflichtung hinaus tue, von der Bezahlung will ich gar nicht reden, fühlt sich nun so frei, überhaupt nicht mehr ins Büro zu kommen und mich alles erledigen zu lassen. Doch ich sollte mich jetzt besser nicht beklagen – im nächsten Herbst wird sie auf Weltreise gehen. Heinrich war mir ein wahrer Engel an meinem Geburtstag. Es hat ihn große Überwindung gekostet, fürchte ich, mich zu den spanischen Zigeunertänzen in die Carnegie Hall einzuladen. Ich hoffe, dass ich ihn ein bisschen entschädigen konnte, indem ich mich mit einem meiner neuen Pariser Modelle in Schale geworfen habe. Vergangenen Freitag besuchte ich seine Vorlesung in der New School, von der ich nur deshalb berichte, um Dir bei dieser Gelegenheit mitzuteilen, dass er besser denn je ist und die alten Jungfrauen wie ich immer noch mit offenem Mund zuhören. Das ist nur ein Scherz, vielleicht ein etwas bitterer angesichts der Tatsache, dass das, was er sagt, so tiefschürfend und so anregend ist, dass ich mich oft über die Qualität seiner Zuhörerschaft ärgere.

Anschließend gingen wir zu Elke Gilbert, um Szekeley-Gulasch zu essen. (...)

Was mich betrifft, so bin ich gesund, ein bisschen zu dick, und habe den Eindruck, dass das Leben, so unerträglich es manchmal ist, zuweilen auch unerträglich schön sein kann. Spanien ist ein guter Ort, um das herauszufinden. Ich bezahle monatlich $ 2,50 für ein Quart Milch pro Tag für ein unterernährtes Zigeunerkind von zwölf Jahren, aber dieses Mädchen und seine Familie trugen dazu bei, uns bei einer wilden Party zu vergnügen, die Sherry im August veranstaltete. Sie waren für eine Heiterkeit verantwortlich, wie ich sie seit der Zeit vor dem Krieg nicht mehr erlebt habe. Ich habe die Nacht durchgetanzt, Gallonen von Wein getrunken, wie jeder andere auch. Im Morgengrauen sind wir schwimmen gegangen, um den Schweiß abzuwaschen, und jeder war einfach wunderschön. Natürlich hatten am nächsten Tag die Ausländer Kopfschmerzen, und das Geld für das Frühstück, das sie nicht essen konnten, und die Spanier hatten das Essen, das sie auf der Party gestohlen hatten, ihre 350 Peseten, und keine Ahnung, was sie nächste Woche essen würden. Das wäre natürlich ein Grund zu einer Abhandlung über Spanien, die zu schreiben ich jetzt keine Zeit habe. Bald aber – ich verspreche es (doch leg mich nicht darauf fest) – werde ich ausführlicher schreiben.

Noch einmal, dieser Brief war nur dazu gedacht, Dir zum Geburtstag zu gratulieren und diesen selben glücklichen Tag zu segnen, weil er schon immer das Versprechen einer der größten Erfahrungen meines Lebens gehalten hat.

Vergib mir, aber die Wahrheit ist niemals sentimental.

Love, Rose

FISCHES NACHTGESANG

Christian Morgenstern

—
◡ ◡
— — —
◡ ◡ ◡ ◡
— — —
◡ ◡ ◡ ◡
— — —
◡ ◡ ◡ ◡
— — —
◡ ◡ ◡ ◡
— — —
◡ ◡
—

FLÖTE UND TROMMELN

Hilde Spiel

Ich trank den Wein am Tisch einer kleinen Trattoria, vor dem weißgetünchten, laubumwachsenen Haus. Der See schlug klatschend an den Steindamm. Die Strohkörbe der Fischer schaukelten. Schirokko wehte. Der schwere Duft des Ligusters machte mich matt.

Ein kleines Mädchen bediente mich.

»Wie heißt du?«, fragte ich.

»Elena«, sagte sie.

»Darfst du schon Wein trinken, Elena? Komm, trink mit mir.«

Sie lachte und schenkte sich ein. Ich ließ sie schwätzen. »Morgen ist wieder Ball auf der Terrasse! Viele Offiziere und Ingenieure kommen aus dem Flughafen in Castiglione und aus unserer Flugzeugfabrik im Ort. Dann tanzen sie mit den Sommergästen.«

Ich lehnte mich zurück. »Gibt es viele Sommergäste bei euch?«

Sie nickte stolz. »Freilich«, sagte sie, »vielleicht vierzig, oder gar fünfzig! Sie wohnen alle im großen Albergo. Aber das Albergo ist teuer. Es ist sicher nichts für dich, wenn du nur eine einzige Reisetasche hast.«

Ich nickte. »Kann ich nicht bei euch im Haus wohnen, Elena?«

Sie schüttelte den Kopf. »Wir dürfen keine Zimmer vermieten«, sagte sie. »Aber ich werde zum Bürgermeister laufen und ihn fragen.«

Nach einer Weile kam sie zurück. »Er hat nichts dagegen! Ich habe ihm gesagt, dass eine hübsche junge Dame bei uns bleiben will.« Sie führte mich durchs Haus, durch einen Krämerladen, in dem eine blasse Frau Spezereien verkaufte. »Das ist meine Schwester Fulvia«, flüsterte sie. »Sie bekommt ein Kind.« Das gedunsene Gesicht der Frau blieb reglos, als sie mich grüßte. Wir stiegen eine Holztreppe hinauf und traten in einen kleinen Raum, in dem kaum mehr als ein Eisenbett Platz gefunden hatte. Ich sah ein Madonnenbild über der niedrigen Kommode. Vor dem Fenster hingen weiße Spitzen, dahinter sah man den See und eine dunstumhüllte Insel in seiner Mitte.

Das Zimmer sollte fünf Lire kosten. Es war mir recht. Ich räumte meine Tasche aus. Das Schinkenbein legte ich auf die Kommode.

»Komm, kleine Signorina«, sagte ich, »gehen wir schwimmen. Kannst du so lange aus der Trattoria weg?«

Sie strahlte. »Ich werde meine Eltern fragen.«

Wir gingen hinunter. Ein leicht cholerischer Mann und eine dicke schlaue Frau kamen aus der Küche. Ich schüttelte ihnen die Hand. »Nehmen Sie Elena nur mit«, sagte sie.

Wir gingen am Ufer entlang zum Ende des Dorfes. Auf dem Weg rief Elena ein paar Freundinnen aus den Häusern. Dann liefen wir, eine schwatzhafte Schar, ins Schilf. Die Kleider lagen auf der Wiese. Wir reichten uns die Hände und tauchten in den See. Das Wasser schwang um uns, es war lau und prickelnd, vom Schirokko durchwühlt. Die letzte Sonne schillerte im Schilf und auf den nackten Mädchenleibern. Wir trieben weich in den Wellen, glitten aneinander vorbei, und berührten uns an den glatten, umspülten Schultern.

Dann ging die Sonne unter, wir rannten zurück, hüllten uns in Tücher und rollten uns im Gras. Der Wind wehte unsere Haare trocken.

In dieser Nacht konnte ich nicht schlafen, weil die heiße Luft vom See in mein kleines Zimmer geflogen kam. Ich saß auf dem Fensterbrett, hatte die Spitzen beiseitegeschoben und schaute in die leuchtende Finsternis. Zuerst hörte ich noch die leisen Klänge einer Tanzmusik. Dann verstummten sie. Nur die Strohkörbe ächzten noch im Wellenschlag, und Zikaden rasselten im Laubwerk. Manchmal fuhr ein Wagen vorbei, dann tanzten seine Lichter auf der Decke. Das finstere Wasser rollte und wand sich im Sturm, die Ligustersträucher streuten duftenden Blütenstaub umher. Ich zog die Knie an und umfasste sie mit meinen Armen, und überdachte alles, was noch nicht bedacht worden war. Ich sah mein lebensfremdes Dasein vor jener Nacht, in der wir nach Bellinzona gekommen waren. Ich sah Konrad, der verschwunden war, sowie das Land Italien mich ergriff. Und ich hörte Grave in der Dunkelheit zu mir reden. Nun fing ich an, ihn zu begreifen. Nun lag die Welt nicht mehr hinter den bunten Schleiern meiner Träume. Die Schleier wichen. Und alle Gerüche, alle Farben, alle menschlichen Gesichter waren von einer neuen Eindringlichkeit. Ich stand umwogt von Erscheinungen, umschwirrt von Bildern, umleuchtet von ihrem klaren Glanz. Ich ging im Licht und Dunkel der Wirklichkeit meinen Weg. Es war nicht das, was Grave meinte. War es auch genug? Vielleicht wurde etwas von mir gefordert und ich erfüllte es nicht? Vielleicht lag irgendwo ein Sinn und ich erkannte ihn nicht? Nein, nur dies, das Sehen und Riechen und Fühlen, nur dieser unaufhörliche Rausch der Empfindsamkeit musste mein Teil sein auf Erden, und mir zugedacht! Die Welt mit meinen Sinnen trinken in jedem Augenblick, das Vergängliche lassen, das Eilende überholen, und eines Tages über die Schulter sich umblicken nach dem Entschwindenden und sie singen, die flüchtige Melodie.

Jeder Tag hat seine

PLAGE,

und die Nacht hat ihre

LUST.

Johann Wolfgang von Goethe

Ich erzählte meiner Mutter alles, was in der Schule so passierte. Nach den Neuigkeiten, die ich ihr zum Mittagessen lieferte, brachte ich sie noch einmal eilig auf den neuesten Stand, wenn ich nachmittags durch die Tür kam, meine Schultasche auf den Boden warf und mir einen Happen zu essen holte. Mir wird heute bewusst, dass ich gar nicht weiß, was meine Mutter den Tag über so machte, wenn wir in der Schule waren, hauptsächlich weil ich, selbstbezogen wie jedes Kind, nie danach fragte. Ich weiß nicht, wie sie es fand und wie sie sich dabei fühlte, eine klassische Hausfrau zu sein, statt einer bezahlten Arbeit nachzugehen. Ich wusste nur, wenn ich zu Hause auftauchte, war Essen im Kühlschrank, nicht nur für mich, sondern auch für meine Freundinnen. Ich wusste, dass wenn wir einen Klassenausflug machten, meine Mutter sich fast immer als Begleitung anbot. Sie zog sich ein hübsches Kleid an und legte dunklen Lippenstift auf, um mit uns ins Community College oder in den Zoo zu fahren.

Zu Hause mussten wir sparsam sein, aber es wurde nie darüber diskutiert, in welchem Ausmaß. Meine Mutter fand immer eine Möglichkeit, das auszugleichen. Sie machte sich die Nägel selbst, färbte sich selbst die Haare (die einmal versehentlich grün wurden) und bekam nur dann neue Kleider, wenn ihr mein Vater etwas als Geburtstagsgeschenk kaufte. Sie hatte nie viel Geld, war aber sehr einfallsreich. Als wir klein waren, verwandelte sie wie durch Zauberkraft alte Socken in Puppen, die genauso aussahen wie die Muppets. Sie häkelte Deckchen für die Tische. Sie nähte mir viele meiner Anziehsachen, zumindest bis zur Mittelstufe, als ich darauf bestand, dass sie damit aufhörte, weil es für uns Mädchen mit einem

Mal nichts Wichtigeres gab als das Schwanenlogo von Gloria Vanderbilt auf der Vordertasche der Jeans.

Sie veränderte auch immer wieder die Einrichtung unseres Wohnzimmers, etwa indem sie das Sofa in einen neuen Schonbezug hüllte oder die Fotos und gerahmten Drucke an den Wänden austauschte. Wenn es warm wurde, machte sie einen rituellen Frühjahrsputz und griff an allen Fronten gleichzeitig an – sie saugte die Möbel ab, wusch die Vorhänge und baute sämtliche Sturmfenster aus, damit sie die Scheiben putzen und die Fensterbänke abwischen konnte, bevor sie die Fliegengitter einsetzte, um die Frühlingsluft in unsere kleine, stickige Wohnung zu lassen. Danach ging sie oft nach unten zu Robbie und Terry, um auch dort noch zu schrubben, besonders als die beiden schon älter und nicht mehr so beweglich waren. Es liegt an meiner Mutter, dass ich mich bis heute immer dann ganz besonders über das Leben freue, wenn mir der Geruch von Pine-Sol-Reiniger in die Nase weht.

Um die Weihnachtszeit herum wurde sie ganz besonders kreativ. Einmal verkleidete sie den kastenförmigen Metallheizkörper mit Wellpappe, die mit einem Ziegelsteinmuster bedruckt war: Sie baute daraus einen täuschend echten Rauchfang, der bis zur Decke reichte, und einen beinahe echt aussehenden Kamin samt Sims und Feuerstelle. Dann trug sie meinem Vater – dem Künstler in unserer Familie – auf, orangefarbene Flammen auf mehrere Blätter dünnen Reispapiers zu malen. Wenn man diese dann von hinten mit einer Glühbirne beleuchtete, gab das ein halbwegs überzeugendes Feuer ab. An Silvester kaufte sie traditionell einen besonderen

Korb mit Hors d'œvres, einer Auswahl Käsestücke, geräucherten Austern in der Dose und diversen Sorten Salami. Sie lud Francesca, die Schwester meines Vaters, zu uns ein, um Brettspiele zu spielen. Zum Abendessen bestellten wir eine Pizza und schnabulierten uns dann elegant durch den Rest des Abends. Meine Mutter reichte Platten mit Würstchen im Schlafrock, frittierten Garnelen und Ritz Crackern herum, die mit einem besonderen Käseaufstrich überbacken worden waren. Wenn sich Mitternacht näherte, bekam jeder von uns ein ganz kleines Glas Sekt.

Sie legte dabei die ganze Zeit über eine mütterliche Haltung an den Tag, die mir heute im Rückblick ebenso großartig wie unnachahmlich erscheint – eine Art unerschütterliche Zen-Neutralität. Ich hatte Freundinnen, deren Mütter mit ihnen ihre Höhen und Tiefen durchmachten, als wären es ihre eigenen, und ich kannte eine Menge anderer Kinder, deren Eltern zu sehr mit ihren eigenen Problemen beschäftigt waren, um überhaupt für sie da zu sein. Meine Mutter war schlichtweg ausgewogen. Sie bildete sich kein vorschnelles Urteil und mischte sich nicht vorschnell ein. Stattdessen beobachtete sie unsere Stimmungslagen und war wohlwollende Zeugin der Tragödien oder Triumphe, die uns der Tag so brachte. Wenn uns etwas misslang, bemitleidete sie uns nur in geringem Maße. Erfolge unsererseits bedachte sie mit gerade einmal so viel Lob, dass wir wussten, sie war zufrieden mit uns, aber nie so viel, dass ihr Lob Gefahr lief, zum Grund unseres Handelns zu werden.

Wenn sie uns Ratschläge gab, dann waren diese meistens abgeklärt und pragmatisch. »Du musst deine Lehrerin ja nicht gleich mögen«, sagte sie eines Tages zu mir, als ich wüst schimpfend nach Hause kam. »Aber diese Frau hat die Art von Mathe im Kopf, die in deinen Kopf reinmuss. Konzentriere dich darauf, und achte nicht weiter auf den Rest.«

Ihre Liebe zu Craig und mir war unerschütterlich, aber wir waren nicht verhätschelt. Ihr Ziel bestand darin, uns in die Welt hinauszuschicken. »Ich ziehe doch keine Babys groß«, sagte sie uns. »Ich ziehe Erwachsene groß.« Sie und mein Vater gaben uns eher Leitlinien als starre Regeln vor. So kam es, dass wir als Teenager nie zu einer vorgegebenen Zeit zu Hause sein mussten. Sie fragten uns eher: »Was wäre denn in deinen Augen eine vernünftige Uhrzeit?«, und dann vertrauten sie darauf, dass wir uns daran hielten.

Craig erzählt, dass es in der achten Klasse ein Mädchen gab, das ihm gefiel. Eines Tages bekam er eine sehr vielsagende Einladung. Das Mädchen fragte ihn, ob er sie zu Hause besuchen wolle, und ließ ihn ausdrücklich wissen, dass ihre Eltern nicht da sein würden und sie beide ganz allein wären.

Mein Bruder hatte sich im Stillen den Kopf darüber zermartert, ob er hingehen sollte oder nicht – einerseits reizte ihn die Gelegenheit, aber er wusste auch, dass es hinterhältig und unehrenhaft war und meine Eltern ein solches Verhalten niemals billigen würden. Das hinderte ihn jedoch nicht daran, meiner Mutter erst einmal eine Halbwahrheit zu unterbreiten. Er erzählte von dem Mädchen, sagte aber, sie würden sich im Park treffen.

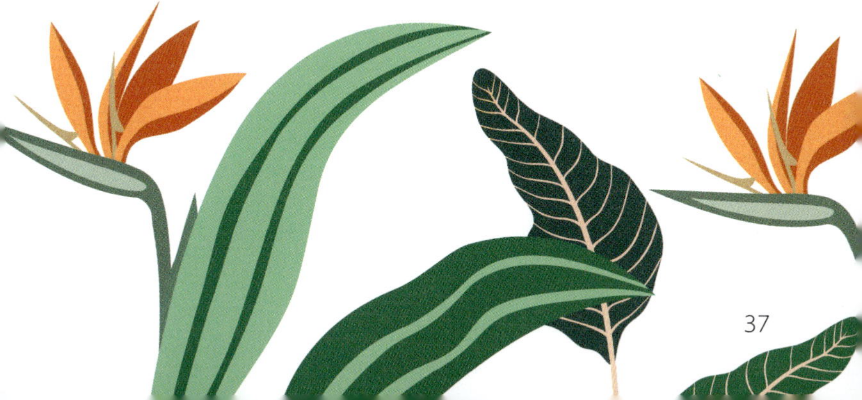

Voller Gewissensbisse, noch bevor er es überhaupt getan hatte, und verschämt, weil er überhaupt erst daran gedacht hatte, gestand Craig schließlich den ganzen Plan mit der sturmfreien Bude, in der Erwartung, vielleicht sogar mit der Hoffnung, meine Mutter würde explodieren und ihm verbieten, hinzugehen.

Doch das tat sie nicht. Sie wollte das nicht. So funktionierte sie nicht.

Sie hörte ihm zu, aber sie nahm ihm die Entscheidung nicht ab. Stattdessen überließ sie ihn mit einem vergnügten Schulterzucken wieder seinen Qualen. »Mach das, was du für das Richtige hältst«, sagte sie, bevor sie sich wieder dem Abwasch in der Spüle oder dem Berg Wäsche, den sie zusammenlegen musste, zuwandte.

Es war ein weiterer kleiner Schubs hinaus in die Welt. Ich glaube, dass meine Mutter im Grunde ganz sicher war, er würde die richtige Entscheidung treffen. Heute weiß ich, jeder ihrer Schritte wurde von der stillen Zuversicht gestützt, dass sie uns zu Erwachsenen erziehen würde. Unsere Entscheidungen mussten wir selbst treffen. Es war unser Leben, nicht ihres, und so würde es immer sein.

MINERALSTOFFMANGEL?

Bist du oft innerlich unruhig oder nervös und hast Wadenkrämpfe in der Nacht, die deinen Schlaf stören? Das kann ein Zeichen für Magnesiummangel sein. Wenn du deinen Mineralstoffspeicher auffüllst, zum Beispiel mit magnesiumreichen Lebensmitteln wie Vollkornprodukten, Kürbiskernen oder Avocados, können deine Muskeln sich wieder besser entspannen. Und du kannst ruhiger schlafen.

WEISST DU WIRKLICH, WAS DAS IST: FREUDE?

Carmen Sylva

Hast du dich schon einmal so von ganzer Seele, aus aller deiner Kraft und mit all deiner Dankbarkeit gefreut, liebe Seele? Hast du gefühlt, wie es in dir aufjauchzte vor Entzücken, vor Überraschung, vor unsagbarer Seligkeit?

Weißt du wirklich, was das ist: Freude?

Oder was noch viel schöner ist: Hast du in deinem Leben schon die Gelegenheit gehabt, Freude zu machen? Weißt du, Seele, was das für ein Glück ist, Freude zu machen? Es ist vielleicht das einzige wirkliche, unzerstörbare Glück, das uns auf Erden geschenkt ist, und wir können nicht dankbar genug dafür sein. Wir wissen selbst nicht, welch hohe Gabe es ist, da wir oft nicht imstande sind, den Grad der Freude zu ermessen, die wir bereitet haben. Meistens macht man mehr Freude, als man es gedacht, und tut auch weher, als man es gewollt oder gefürchtet hat. Man liest so schwer das wunderbare verschlossene Sphinxbuch: eine andere Seele! Man steht davor und fragt sich, wie man hineindringen soll und ob man hineindringen darf. Am sichersten und besten dringt man mit einer großen und tiefen Freude hinein, nicht mit einem überwältigenden Geschenk, das vielleicht nicht den Wünschen des andern entspricht oder ihn sogar peinlich demütigt, weil es unverhältnismäßig ist: aber mit einer ganz liebevoll erdachten Freude, damit kann man Wunder tun.

Eine Dame hatte gehört, dass eine andere in bitterste Not geraten war und nicht wusste, wie sie ihre zahlreiche Familie ernähren sollte, obgleich sie nicht zu stolz war, die geringste Arbeit zu verrichten, von früh bis spät. Sie besuchte sie und fand sie nicht zu Hause, ließ aber ein Veilchensträußchen für sie zurück als Liebesgruß. Die Verarmte freute sich mehr über dieses Freundschaftszeichen als über ein Geschenk, das ihr nur demütigend gewesen wäre. Freude machen ist eine ganz besondere und sehr große Kunst, die nur in des Herzens feinsten Tiefen erblühen und gepflegt werden kann. Denn es ist nicht leicht, es richtig anzufangen, und es gelingt nur dann, wenn man sich ganz in die Seele des andern versetzt und sich mit ihm freut, als wäre einem das Geschenk zuteilgeworden; manchmal ist ein Wort eine große Freude, manchmal ein Blick, ein Lächeln, ein Winken, ein Händedruck, der aus des Herzens Grunde gekommen ist und oft unbewusst getröstet und erquickt hat: Man sollte immer dem Instinkt folgen, der uns treibt: Denn der Instinkt zeigt uns mit unfehlbarer Sicherheit, wo die Blume wächst, die man pflücken und schenken soll, wo die wunde Stelle in des andern Herzen ist, auf die man Balsam legen kann. Freude ist der Sonnenstrahl, der eine Kammer vergolden kann, und wäre es auch nur für einen Augenblick! Der Augenblick ist doch gewesen und zählt im Leben. Und der die Freude gebracht hat, ist doppelt erfreut, denn Freude machen ist von allen Erdenglückseligkeiten die größte.

Sie ist so goldrein, so klar, so erhaben über alle niedrigen Gefühle, dass sie den veredelt, der sie spenden darf und oft vor seinen eignen Augen besser erscheinen lässt. Denn der Strahl, der aus des andern Auge in das seine fiel, war noch weit wärmer als der, den er gebracht! O Seele! Freude und wieder Freude! Das sollte deine Losung sein! Freude und immer Freude!

Lass die Blume nicht stehn, die du dem Freunde bringen wolltest, lass das Wort nicht ungesagt, das ihm Trost spenden sollte, lass die Hand nicht an deiner Seite niederhängen, deren Druck erquicken sollte. Wenn du in ein Zimmer trittst, denk nur gleich, wen du erfreuen sollst, du kommst doch nie umsonst herein, du bist hingeschickt, um irgendetwas zu tun, das sonst ungeschehen bliebe. Sieh dich um, und gleich wirst du entdecken, wer es ist, der deiner bedarf und dem du hast Gutes bringen sollen, und wäre es auch nur ein Morgengruß, da seine Nacht unruhig und bange gewesen und er es nicht eingestehen will; oder ein Wort, damit er den Klang deiner Stimme hört, den er besonders gernhat. Oft verlangt ein Kranker nur nach dem gewissen Klang einer gewissen Stimme, die er liebhat, auch wenn der Sinn der Worte ihn nicht erreicht, und ihm wird wohler.

Sei du so warm, dass dein Erscheinen wirkt wie ein Strahl, dass du Freude machst, nur weil du gekommen bist, liebe Seele. Das kannst du sehr wohl durch vollkommenes Selbstvergessen und Selbstentäußerung. Statt einzutreten mit dem Gedanken, dass man dir nicht wohlwill, sei du wohlwollend, und du wirst siegen wie die Sonne über den Frost und Winterreif über Nebel und düstere Wolken. Vor deiner unverwüstlichen guten Laune werden dunkle Stirnen sich aufheitern und ein Lächeln erwachen und ein freundlich Wort zu den Lippen aufsteigen, die vorher mürrisch verschlossen waren. (...)

Freude und noch einmal Freude sei die Lösung! Sie ist himmelgeboren, und sie liegt in der Möglichkeit des Ärmsten, der sein Stück Brot teilt, des Hungernden, der noch Hungrige laben kann, und wäre es mit einer am Wege gepflückten Leere oder dem letzten Schluck aus seiner Feldflasche. Man kann immer noch etwas opfern. Zum Freudemachen ist kein Händchen zu klein, kein Beutel zu leer, kein Herz zu trauervoll.

Zum Freudemachen schließe all deine Schleusen auf, liebe Seele, und du wirst dich wundern, wie unermesslich reich du bist!

Zum Freudemachen gib dich selbst, deine Ruhe, deine Freiheit, deine heiligsten Gedanken, deine reichste Fantasie, zum Freudemachen ist nichts zu gut, das dein ist!

DIE GENESUNG

Colette

Da ist sie. Ich erkenne sie an ihrem kurzen, entschiedenen Klingelzeichen, dem Klingelzeichen der vertrauten Freundin ...

»Na endlich, Valentine! Es ist ja schon so lange her ...«

Irgendetwas in ihrem Blick, ihrer ganzen Haltung macht mich stutzig. Ich könnte nicht genau sagen, was sich an meiner Freundin verändert hat. Ob sie schlecht aussieht? Nein, unter der gleichmäßigen Pudersamtschicht und dem Rougehauch auf den Wangen kann sie gar nicht schlecht aussehen. Sie wirkt immer noch wie ein elegantes Mannequin, schlanke Taille, schmale Hüften im engen, honigfarbenen Rock. Ihre blaugrau-grün-braunen Augen leuchten blühend frisch aus dem doppelten Fransenbesatz der getuschten Wimpern hervor, und auf ihrem Kopf türmt sich ein Schwall prachtvoller schwedenblonder Haare ... Was ist los? Ist all das plötzlich matt, oder ist etwas ungewohnt Starres in ihrem Blick, eine sittliche Blässe, die mich aus der Fassung bringt und mir die abgedroschenen Begrüßungsphrasen nicht über die Lippen kommen lässt? Doch schon nimmt sie Platz, gekonnt ihren langen Rock raffend, streicht mit einer geübten Handbewegung den Kragen ihrer Bluse glatt und redet, redet, bis ich ihr ohne jede Diplomatie ins Wort falle: »Valentine, was ist los mit dir?«

Ohne sich zu wundern, antwortet sie mir darauf einfach: »Nichts. Wirklich, beinahe nichts. Er hat mich verlassen.«

»Wie bitte? Henri ... Dein ... dein Geliebter hat dich verlassen?«

»Ja«, sagt sie. »Heute sind es genau drei Wochen her.«

Die Stimme klingt so sanft, so kühl, dass ich mich wieder beruhige: »Du Arme! Hat es ... hat es sehr wehgetan?«

»Nein«, sagt sie mit unverändert sanfter Stimme, »es hat nicht wehgetan, es tut weh.«

Ihre Augen werden auf einmal groß, sehr groß, und mit bohrendem Blick sieht sie mir fragend ins Gesicht: »Ja, es tut weh! Oh ja, es tut weh ... Glaubst du, wird das lange dauern? Werde ich noch lange leiden müssen? Weißt du nicht irgendein Mittel ... Ich kann mich nicht damit abfinden ...Was soll ich nur tun?«

Armes Kind. Sie wundert sich, dass sie leidet, sie, die immer dachte, dazu gar nicht fähig zu sein ...

»Dein Mann, Valentine ... hat er nichts davon gewusst?«

»Nein«, sagt sie ungeduldig, »er hat nichts davon gewusst. Aber darum geht es doch gar nicht. Was soll ich machen? Kannst du mir nicht irgendeinen Rat geben? Seit vierzehn Tagen überlege ich hin und her, was ich machen könnte ...«

»Liebst du ihn denn noch?«

Sie zögert. »Ich weiß nicht ... Ich bin schrecklich böse auf ihn, weil er mich nicht mehr liebt und mich im Stich gelassen hat ... Ich weiß nicht. Ich weiß nur, dass mir das unerträglich ist, dieses Alleinsein, diese Trennung von allem, was ich liebte, dieses ... «

Bei dem Wort »unerträglich« ist sie aufgesprungen und geht jetzt im Zimmer auf und ab, so als zwänge eine brennende Wunde sie dazu, an einen kühlen Ort zu fliehen. »Du verstehst mich offenbar nicht. Ja, du – du weißt eben nicht, wie das ist ...«

Ich senke die Augen und unterdrücke ein mitleidiges Lächeln über ihren naiven Stolz darauf, zu leiden, mehr und intensiver zu leiden als alle anderen Menschen ...

»Reg dich doch nicht so auf, mein Kind. Bleib stehen, setz dich hin ... Möchtest du nicht deinen Hut ablegen und dich in aller Ruhe ausweinen?«

Aufgebracht wirft sie den Kopf zurück, sodass alle die rauchfarbenen Federn auf ihrem Kopf zu tanzen beginnen.

»Nein! Ich werde mir ganz bestimmt nicht das Vergnügen gönnen zu weinen. Danke! Nur, um mein Gesicht ganz zu verunstalten? Was sollte mir das nützen, frage ich dich? Nein, ich habe nicht die geringste Lust zu weinen, meine Liebe. Ich ärgere mich nur, das ist alles.«

Sie setzt sich wieder, knallt ihren Sonnenschirm auf den Tisch. Ihrem kleinen, hart gewordenen Gesicht kann man in diesem Augenblick echte Schönheit nicht absprechen. Ich versuche mir vorzustellen, dass sie sich seit drei Wochen schminkt wie gewohnt, mit größter Sorgfalt ihr zerbrechliches Haarkunstwerk aufsteckt ... Seit drei Wochen – einundzwanzig Tagen! – wehrt sie sich gegen die verräterischen Tränen, schwärzt mit sicherer Hand ihre blonden Wimpern, geht aus, empfängt Gäste, plaudert, isst ... Heroisch wie eine Puppe, aber dennoch heroisch ...

Vielleicht sollte ich mit weit ausgebreiteten Armen auf sie zugehen, sie schwesterlich an mein Herz drücken, sie ganz einhüllen und in meiner glühenden Umarmung dieses versteinerte, widerspenstige, gegen den eigenen Schmerz wütende kleine Wesen zum Schmelzen bringen ... Sie würde sich in Tränen auflösen, und ihre armen Nerven, denen sie drei Wochen lang nicht nachgeben durfte, könnten sich endlich entspannen. Doch ich wage es nicht. Wir sind nicht eng genug befreundet, Valentine und ich, und auch ihr plötzliches Geständnis kann die zweimonatige Trennung nicht wettmachen.

Ja, wozu sollte es überhaupt gut sein, durch Ammenzärtlichkeiten diese stolze Kraft zu beugen, die meine Freundin aufrechthält? »Erlösende Tränen« ... Ja, ja, dieses Klischee kenne ich! Ich kenne aber auch die Gefahr einsam vergossener Tränen, die unaufhaltsam weiterfließen: Man muss darüber weinen, dass man geweint hat, bricht neuerlich in Tränen aus und weint weiter, bis man, von krampfhaftem Schluchzen geschüttelt, beinahe erstickt, bis man wie ein Betrunkener in einen todähnlichen Schlaf sinkt, aus dem man mit verschwollenem Gesicht, gerädert und verwirrt erwacht, schamerfüllt und noch trauriger als zuvor ... Keine Tränen, nur keine Tränen! Ich würde am liebsten applaudieren, meine Freundin beglückwünschen, die da kerzengerade vor mir sitzt, mit weit offenen, tränenlosen Augen unter einer Krone aus Federn und Haaren, so steif und graziös wie die jungen Frauen, die ein zu langes Korsett tragen.

»Du hast recht, Liebste«, sage ich endlich.

Ich gebe mir Mühe, völlig teilnahmslos zu sprechen, so als würde ich ihr zur Wahl ihres Hutes gratulieren ... »Du hast recht. Bleib, wie du bist, halte durch, wenn es keine Hoffnung auf Besserung, auf Versöhnung gibt.«

»Es gibt keine Hoffnung«, sagt sie ebenso eiskalt wie ich.

»Sicher nicht? Dann musst du warten ...«

»Warten? Worauf warten?«

Wie sie plötzlich erwacht, welch unsinnige Hoffnung in ihr aufflackert! Ich schüttle den Kopf:

»Auf die Genesung, auf das Abklingen der Liebe. Dein Schmerz ist groß, aber es wird noch schlimmer werden. Vielleicht in einem, vielleicht in drei Monaten, vielleicht noch später ist es so weit, dass du beginnst, mit Unterbrechungen zu leiden. Es werden Atempausen eintreten, Augenblicke animalischen Vergessens, deren Ursache man nicht kennt, sei es, dass man gut geschlafen hat, sei es, dass man sich ein wenig krank fühlt ... Ach, mein Kind, schrecklich, wenn der Schmerz von Neuem einsetzt! Plötzlich ergreift er dich wieder, ohne Vorwarnung, ohne Schonung ... In einem harmlos-unbeschwerten Augenblick, einem Moment süßer Vergessenheit, während du eben die Hand hebst oder hellauf lachst, ist sie da, die niederschmetternde Erinnerung an deinen furchtbaren Verlust, die dein Lachen erstickt oder die Hand, die eben die Teetasse zum Mund hob, lähmt – und starr vor Entsetzen sehnst du nur noch den Tod herbei, felsenfest überzeugt, dass ein solcher Schmerz einen töten muss ... Aber du wirst nicht sterben – auch du nicht. Irgendwann werden wieder unvorhersehbare, vorübergehende Atempausen eintreten ... Das wird ... wird alles wirklich schrecklich sein ... Aber ...«

»Aber?« Schon etwas weniger misstrauisch, weniger feindselig hört meine Freundin mir zu.

»Aber es kommt noch schlimmer!«

Ich habe meinen Tonfall nicht streng genug kontrolliert ... Als meine Freundin zusammenzuckt, senke ich die Stimme: »Es kommt noch schlimmer. Es kommt die Zeit, wo du kaum noch Schmerz empfinden wirst. Ja! Unmittelbar vor der Genesung wirst du dich fühlen wie die arme Seele im Fegefeuer, die suchend umherirrt, aber nicht weiß, sich nicht eingestehen will, was sie sucht ... Während dieser Phase sind die Schmerzrückfälle harmlos, die Pausen zwischen ihnen dafür merkwürdigerweise umso entsetzlicher, von einer schalen, schwindelerregenden Leere, die einem das Herz umstülpt ... Das ist die idiotische Phase, in der man aus dem Gleichgewicht gerät ... Ein blutleeres, verdorrtes Herz fühlt man in seiner Brust, aus der hin und wieder noch Seufzer dringen, die nicht einmal traurig sind. Man verlässt das Haus ohne Grund, irrt ziellos umher, rastet, ohne müde zu sein ... Mit stumpfsinniger Unersättlichkeit versucht man den eben überwundenen Schmerz wieder aufzuwühlen, doch es gelingt einem nicht, auch nur einen Tropfen frischen, lebendigen Blutes herauszupressen; die Narbe, auf die man sich so blutrünstig stürzt, ist fast verheilt, und man sehnt sich zurück – ich schwöre dir, man sehnt sich zurück! – nach der schmerzenden, brennenden Wunde ... Das ist die trostlose Phase der Verwirrung, die noch verschärft wird durch Gewissensbisse ... Gewissensbisse, jawohl! Gewissensbisse darüber, dass man seine herrliche, leidenschaftliche, schauerliche, überwältigende Verzweiflung verloren hat ... Man fühlt sich minderwertig, ausgelaugt, nichtswürdiger als die niedersten Kreaturen ... Auch du, ja, auch du wirst dir vorwerfen:

›So wenig war ich, so wenig bin ich also wert? Nicht einmal so viel wie das verliebte Laufmädchen, das sich in die Seine stürzt?‹

Oh, Valentine! Du wirst heimlich erröten vor Scham über dich selbst, bis ...«

»Bis?«

Mein Gott, wie hoffnungsvoll sie mich anblickt! Nie wieder werde ich sie so sehen, mit so schönen bernsteingelben Augen, so angstvoll geweiteten Pupillen, so furchtsam zitternden Lippen ...

»Bis zur Genesung, meine Liebe, bis zur endgültigen Genesung. Auf geheimnisvolle Weise tritt sie plötzlich ein, man merkt es gar nicht sofort. Aber es ist wie eine Entschädigung für alle erlittenen Qualen ... Glaub mir! Niemand weiß, wann, aber eines Tages ist es so weit. An einem milden Frühlingsabend oder an einem verregneten Herbstmorgen, vielleicht auch in einer mondhellen Nacht wirst du plötzlich fühlen, wie etwas Unsagbares, Lebendiges dein Herz erfüllt und sich wollüstig darin ausbreitet – eine Glücksschlange, die sich streckt, eine samtige Raupe, die sich entrollt –, eine wohltuende Entspannung, ein seidenweicher Riss, wie wenn die Knospe einer Irisblüte sich entfaltet ... Ohne zu wissen, warum, wirst du in diesem Augenblick die Hände hinter dem Kopf verschränken, ein unergründliches Lächeln auf den Lippen ... Mit neu gewonnener Naivität wirst du staunend entdecken, wie rosig das Morgenlicht durch die Gardinen schimmert, wie weich der Teppich unter deinen nackten Füßen ist, und der Duft von Blumen und reifen Früchten wird dich nicht mehr bedrücken, sondern berauschen ... Du wirst ein Glücksgefühl haben, das frei ist von aller Begehrlichkeit, zerbrechlich, ein bisschen beschämend, selbstgenügsam und eigensüchtig ...«

Meine Freundin ergreift meine Hände: »Weiter! Weiter! Sag mir, was weiter geschieht!«

Mein Gott, was erhofft sie sich denn noch? Habe ich ihr nicht genug versprochen, indem ich ihr Genesung verhieß? Lächelnd streichle ich ihre heißen kleinen Hände. »Was weiter geschieht? Das ist alles, mein Kind. Was wünschst du dir denn noch?«

»Was ich mir wünsche? Liebe, natürlich! Liebe!«

Meine Hände lassen die ihren los: »Ach so! Eine neue Liebe. Du wünschst dir also eine neue Liebe ...«

Tatsächlich, daran hatte ich nicht gedacht. Ich betrachte sie ganz aus der Nähe: ihr hübsches, angstverzerrtes kleines Gesicht, ihren grazilen, gepflegten, modisch verhüllten Körper, ihre starrsinnige und belanglose kleine Stirn.

Jetzt schon sehnt sie sich nach einer neuen Liebe, mag diese nun glücklicher, unglücklicher oder genau so sein wie jene, die ihr eben erst genommen worden ist. Ohne Ironie, aber auch ohne Mitleid beruhige ich sie: »Ja, mein Kind, ja. Du wirst auch eine neue Liebe finden, du ganz gewiss ... Das verspreche ich dir.«

DIE MÄNNER TRÄUMEN, WENN SIE SCHLAFEN. DIE FRAUEN TRÄUMEN, WENN SIE NICHT SCHLAFEN KÖNNEN.

Isa Miranda

GESICHTSMASSAGE FÜR DICH

Entspannt auf Knopfdruck? Ganz so einfach ist es nicht – aber eine Gesichtsmassage macht es möglich! Denn sacht ausgeübter Druck auf Schläfen, Kiefer oder Stirn kann Wunder wirken.

Dein Körper liebt Hautkontakt. Besonders empfänglich für liebevolle Berührung ist dein Gesicht. Das Schöne: Dafür brauchst du niemanden als dich selbst! Durch sanftes Kneten und Ausstreichen der Gesichtspartie kannst du Verspannungen lösen. Blutdruck und Pulsfrequenz sinken und du kommst auf angenehme Weise in den Ruhemodus.

Mach es dir auf deinem Kopfkissen bequem und massiere zunächst mit den Außenkanten deiner Hände die Schläfen. Kreise dreimal im Uhrzeigersinn und dreimal gegen den Uhrzeigersinn.

Lege nun beide Hände auf das Gesicht und streiche seitlich nach außen bis zum Ohransatz und über den Hals nach unten. Das lässt die Zornesfalten verschwinden, die der Ärger des Tages womöglich auf deine Stirn gezeichnet hat.

Gut tut auch ein Kneten der weichen Teile deiner Ohren: Beginne bei den Ohrläppchen und drücke sanft nach oben weiter.

Zum Schluss lockere mit leicht rüttelnden Bewegungen deinen Kiefer. In der Mundpartie äußern sich Stress und nervliche Anspannung besonders deutlich. Wir beißen die Zähne zusammen, auch nachts. Löst du die Muskulatur hier, ist dein Schlaf weniger unruhig und du kannst effektiv regenerieren.

Tipp: Besonders wirkungsvoll ist die Massage, wenn du ein paar Tropfen Lavendelöl auf deine Finger gibst.

LIEBE UNTER DEN DÄCHERN

Émile Zola

Die mürrischen Leute, die alt werden und sich darüber ärgern, dass wir jung sind, behaupten, die Rosen ihrer Zeit seien verwelkt und uns blieben nichts als die Dornen. Schadenfroh sagen sie uns Jungen: »Die kleinen Näherinnen werden auch immer weniger. Eigentlich gibt es sie schon gar nicht mehr.«

Ich aber sage euch, dass sie lügen, dass es die Liebe und die Arbeit auf ewig geben wird, dass die heiteren Vögelchen der Mansardenzimmer gar nicht ausgeflogen sein können!

Ich kenne so ein Vögelchen.

Marthe ist zwanzig. Eines Tages stand sie allein da im Leben. Sie war ein Kind der großen Stadt, die ihre Töchter vor die Wahl zwischen Fingerhut und Juwelen stellt. Sie hat sich für den Fingerhut entschieden und wurde Näherin.

Das Handwerk ist einfach. Man benötigt nichts weiter als ein Herz und eine Nadel. Viel lieben und viel arbeiten. Die Arbeit rettet die Liebe, die Finger sorgen dafür, dass das Herz unabhängig bleibt.

Anfangs hat Marthe die Stirn in ihre kleinen Hände gestützt und sich tapfer mit den schwierigsten Überlegungen geplagt.

»Ich bin jung, ich bin hübsch, und es liegt nur an mir, in Seidenkleidern, Spitze und Schmuck zu gehen. Ich könnte im Überfluss leben, mich von feinsten Speisen ernähren, nur mit der Kutsche unterwegs sein, müßig und faul sein den lieben langen Tag. Aber dann, wenn ich meine Tränen vergossen und meine Abscheu überwunden habe, werde ich am Boden erwachen und mein Herz klagen hören.

Lieber beuge ich mich ihm schon heute. Nur ihm will ich folgen. Um seine Stimme zu vernehmen, werde ich Baumwollröcke tragen und es während der langen Stunden der Näherei um Rat fragen. Ich will frei sein, den zu lieben, den mein Herz liebt.«

Und das schöne Mädchen entschloss sich, eine von denen zu werden, die brav sind, arbeitsam und voller Liebe.

Seitdem hat Marthe ein kleines sonnendurchflutetes Zimmer unter den Dächern. Ihr wisst schon, so ein Kämmerchen, wie die Dichter es beschreiben. Der einzige Luxus dort ist ihre Reinlichkeit und ihre gute Laune. Hell und strahlend ist dort alles.

Das Bett ist klein, ganz weiß, wie das einer Internatsschülerin; nur am Ende der Stange, die den Vorhang hält, schwebt ein Amor aus vergoldetem Gips. Am Kopfende des Lagers lächelt eine Büste von Béranger, dem Dichter der Dachkammern; an den Wänden hängen Drucke von gelben und blauen Papageien, Illustrationen aus den Reisebeschreibungen von Dumont-d'Urville; auf einem Regal ist eine ganze Welt aus auf Jahrmärkten erstandenen Porzellan- und Glasfigürchen ausgebreitet.

Dann gibt es noch eine Kommode, ein Buffet, einen Tisch und vier Stühle. Ziemlich vollgestopft der kleine Raum.

Wenn der Vogel ausgeflogen ist, ist das Nest trist. Aber sobald Marthe es betritt, beginnt das kleine Mansardenreich zu strahlen. Sie ist seine Seele, und je nachdem, ob sie lacht oder weint, scheint dort die Sonne oder eben nicht.

An ihrem Tischchen sitzt sie und trällert beim Nähen ihre Liedchen. Die Spatzen auf dem Dach stimmen in ihren Refrain mit ein. Rasch möchte sie ihr Werk beenden; sie weiß, da wartet jemand auf sie, morgen soll es hinausgehen auf die schattigen Höhen von Verrières.

Ihr Herz hat gesprochen, so ist das, und sie hat nur zu gut verstanden, was es ihr gesagt hat. Seit zwei Monaten folgt sie ihm. Sie ist nicht mehr allein auf der Welt, sie hat einen braven Jungen kennengelernt. Und weil sie ein liebes Mädel ist, hat es ihr gefallen, geliebt zu werden und selbst zu lieben.

Schaut sie euch an mit ihrer Näharbeit in den Händen. Leichtfüßig springt sie über die Rinnsteine, die Röcke geschürzt, sodass man ihre zarten Fesseln sehen kann. Ihr Schritt ist schüchtern und kühn zugleich. Wie der ängstliche Mut der Spatzen im Jardin du Luxemburg. Sie ist der muntere Vogel der Pariser Gehsteige; das ist ihr Revier, dort ist sie daheim. Wo sonst findet man dieses leicht gerührte Lächeln, diese schwungvolle Entschlossenheit, diese dem Körper innewohnende Eleganz. Ganz schlicht und voller Freude ist das Kind. Sie hat das unscheinbare Federkleid der Lerche, aber auch deren leuchtende Lebendigkeit.

Und was für eine Freude am Tag darauf in den Wäldern von Verrières. Walderdbeeren und Blumen, wogende Gräser und kühler Schatten unter den Bäumen. Da tankt Marthe Lebenslust für eine ganze Woche. Sie berauscht sich an der Freiheit, das Blau des Himmels und das dichte Grün des Laubes rühren sie zu Tränen. Abends kehrt sie voller Leichtigkeit zurück, einen Zweig Flieder in der Hand, erfüllt mit noch mehr Liebe und Zuversicht.

So hat sie sich ein Leben aus Arbeit und zarter Neigung eingerichtet. Sie verdient ihr eigenes Brot und kann sich aufheben für denjenigen, den sie wirklich möchte.

Wer sollte diesem Mädchen etwas vorwerfen? Sie gibt doch mehr, als sie nimmt. Ihr Leben ist voller Würde, da ihre Leidenschaft ehrlich ist und sittlich, da sie nicht aufhört, ihr Leben durch Arbeit zu verdienen.

Sing weiter, schöne Lerche unserer zwanzig Jahre, sing für uns, wie du schon für unsere Väter gesungen und noch für unsere Söhne singen wirst. Du bist unsterblich, denn du bist die Jugend und die Liebe.

LIEBE
IST DIE KRAFT, DIE
DIE **SONNE**
BEWEGT UND
ALLE ANDEREN
STERNE.

Dante Alighieri

EINE AUSSCHWEIFUNG

Lou Andreas-Salomé

Einige Tage später befand ich mich auf der Reise nach Brieg. Während der langen Eisenbahnfahrt erzählte ich es mir selber wohl hundertmal, wie wunderlich eng und klein mir alles in der Heimat vorkommen werde, aber zugleich freute ich mich all dieses Engen und Kleinen, als des heimatlich Vertrauten, was ich nun wiedersehen sollte; es durfte sich nicht weiterentwickelt haben, sondern musste, um zu wirken, genau so geblieben sein, wie es war, grade wie eine alte Kinderfibel, die ohne ihre naiven Lehren und Verschen auch nicht mehr ein Erinnerungsbuch wäre.

Es reute mich nicht mehr, Paris verlassen zu haben, trotzdem ich grade jetzt dort den Winter hatte genießen wollen – und doch lag in der Stimmung, worin ich diese Reise unternahm, mir unbewusst, ein tieferer Leichtsinn, der von dunkeln Sensationen träumte, als in allen Genüssen, zu denen ich mich dort hätte verleiten lassen können.

In Brieg langte ich am Abend nach neun Uhr an. Den Tag meines Eintreffens hatte ich absichtlich nicht gemeldet, ich ließ mein Gepäck am Bahnhof und ging langsam über den Wallgraben unsrer Steinstraße zu.

Es schneite. Ein mächtiger Wind, von Norden daherfahrend, fegte über die Oderniederungen und die schlesische Ebene hin, das kleine Brieg lag förmlich eingesargt im tiefen weißen Winterschnee. Bei diesem Wetter waren die winkligen Gassen trotz der Weihnachtszeit noch stiller, noch menschenleerer als sonst, und in den Häusern brannten die Lampen hinter fest zugezogenen Vorhängen.

Man konnte in dem von Schneeflocken umtanzten Laternenschein nicht gerade viel erkennen, aber das sah ich doch mit lebhaftem Bedauern, bis zu welchem Grade die alte charakteristische Stadtphysiognomie sich im Lauf der Jahre verjüngt zu haben schien. Schon vermisste ich an den schmalen alten Häusern hier und da das köstlichste Giebelwerk, und überall hatte die schlechte Glätte billiger Modernisierung begonnen, die verfallende Schönheit zu ersetzen. Auch Brieg ging also vorwärts! Es war nicht mehr ganz das alte, vertraute Städtchen, auf dessen winklige Enge ich mich gefreut hatte. Der Fortschritt des Lebens mit seinen praktischen Anforderungen, der häufig das Banale nützlicher findet als das Seltene, hatte auch hier manches Schöne als Hindernis aus dem Wege geräumt.

Als ich bei unsern großen, einförmigen Anstaltsgebäuden anlangte, sah ich ganz nah am Eingang unsers Hauses einen Mann stehen, im weiten Mantel und eine Fellmütze auf dem Kopfe.

Er stand ganz regungslos da und blickte mir entgegen, während ich mich am Parkgitter des Irrenhauses entlang ihm mehr und mehr näherte. Der Laternenschein fiel ihm in den Rücken, sodass seine Züge im Dunkeln blieben, aber ich wusste doch sofort, dass es Benno war. Mich ergriff eine kindische Freude, so groß, wie ich sie nie für möglich gehalten hätte, zugleich mit dem Verlangen, stehen zu bleiben.

Aber das erlaubte der Sturm nicht; er blies mich von hinten an, als wehe er mich ihm einfach entgegen. Ich konnte merken, wie an meinem Reisehut der zurückgenommene Schleier zerrte und flog, gleich einem ungeduldig aufflatternden gefesselten Vogel.

Und jetzt kam Benno mir langsam entgegen.

»Dina!«, rief er mit unterdrückter Stimme, noch eh ich bei ihm war.

»Da bist du ja!«, sagte ich froh, ließ achtlos meine kleine Reisetasche auf den Schneeboden gleiten und streckte ihm beide Hände entgegen, »– hast du mich denn erkannt?«

»Adine!, so unerwartet und unangemeldet – von niemand empfangen!«, äußerte er wie in tiefem Staunen, und dann: »Erkannt – ja, erkannt, noch eh ich wusste, dass du es sein könntest. An deinem Gang. Nur grade am Gang. Dies sorglos wiegende Schlendern – nur du gehst so –, es sieht aus, als ob es auf der Welt nur lauter geebnete Wege gäbe oder als schritte ein unsichtbares Wesen vor dir her, das sie dir ebnet. – – Und du kommst im Schnee – – zu Fuß?«

»Ja freilich, zu Fuß, von Stein zu Stein, über das bekannte alte Pflaster. Es war ja noch früh. Schön war's. Der Schnee, der fiel so dicht; das alte Brieg!, wie es aussah im Schneesturm!«

Dabei blies uns der Wind immerzu die breiten Flocken ins Gesicht, während wir dastanden und sprachen, wie wenn ich bereits zu Hause wäre, wie wenn ich dazu nicht erst einzutreten brauchte.

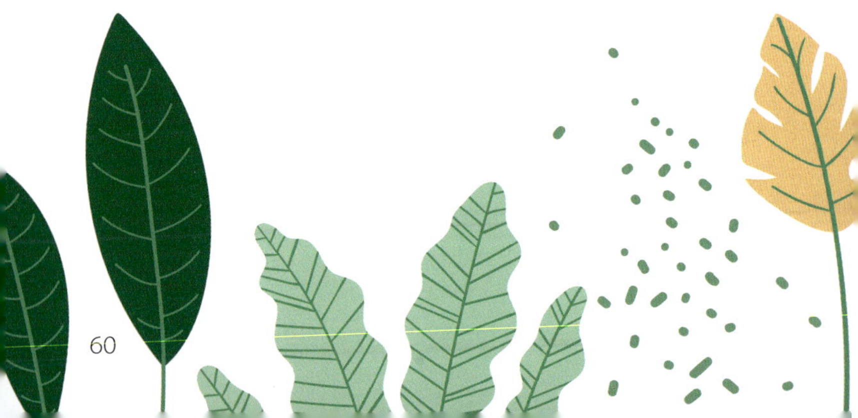

Benno hob meine Reisetasche vom Boden auf und bemerkte:

»Deine Mutter, Tante Lisette, wird ganz außer sich vor Freude sein. Sie konnte es kaum noch erwarten.«

»Ich gehe leise zu ihr hinein – gib mir den Schlüssel«, sagte ich und trat neben ihm ans Haus, »– oder kommst du mit?«

Er schüttelte den Kopf und wies nach der Irrenanstalt hinüber.

»Ich muss noch dorthin – stets um diese Stunde noch einmal inspizieren. Also auf morgen. Schlaf gut daheim.«

Ich gab ihm beim Eintreten noch einmal die Hand.

»Auf morgen!«, wiederholte ich heiter, »da seh ich dich also eigentlich wieder. Denn heut haben wir uns ja noch keineswegs wiedergesehen. Zwei Stimmen im Dunkeln! Zwei Stimmen, die dem Wiedersehen vorausgelaufen sind. – – Und die nun aufhören müssen zu schwatzen.«

»Gute Nacht, Adine. Nimm die Hand fort, du klemmst dich«, sagte er beim Schließen der Tür. Das klang so nüchtern und ängstlich, dass ich unwillkürlich noch einmal zwei Finger in die Türspalte steckte. Ich rief hinaus:

»Ich muss dir noch sagen: Es ist schön, dass wir uns getroffen haben – im Schneegestöber am Hause. Es ist ja nur ein Zufall, aber grade darum ist's schön.«

Die Tür fiel ins Schloss. Einen Augenblick lang schien Benno draußen noch still zu stehen, wie wenn er lauschte – dann knisterte der Schnee unter den langsam sich entfernenden Schritten.

Ich habe
so selten
ZEIT zum
TRÄUMEN
und doch so
viele Träume.

Franziska zu Reventlow

KRÄUTERMÜDE

Tees aus Heilkräutern können wunderbare Einschlafhelfer sein – traditionell werden sie schon seit Jahrhunderten erfolgreich eingesetzt. Probier doch einfach mal einen Aufguss mit Baldrian, Melisse, Hopfen oder Kamille aus.

Kräuter können ihre schlaffördernde Wirkung natürlich auch in einem Duftlämpchen entfalten. Hierfür eignen sich zum Beispiel ätherische Öle aus Zirbelkiefer oder Lavendel gut.

Und wenn der Tag besonders gemein zu dir war, tauche einfach ab und verwöhne dich mit einem Fußbad. Gib einen Esslöffel Lavendelöl und zwei Esslöffel Milch als Zusatz ins warme Wasser und genieße diese wärmende, müde machende Auszeit. Gleich danach mit Socken ins Bett!

DAS HERZENHÖREN

Jan-Philipp Sendker

Es war hell, als ich die Augen öffnete. Vor mir stand ein Glas Wasser, aus dem heißer Dampf aufstieg. Daneben lagen eine Tüte Nescafé, ein Stück Würfelzucker, Dosenmilch und frische Kekse. Durch eines der beiden Fenster fielen Sonnenstrahlen, und vom Sofa aus konnte ich ein Stück Himmel sehen. Sein Blau war dunkler und kräftiger als das, wie ich es aus New York kannte. Es roch nach Morgen, und ich musste plötzlich an unsere Sommerwochenenden in den Hamptons denken, wenn ich als Kind frühmorgens wach im Bett lag, durch die offenen Fenster das Meer rauschen hörte, die kühle Luft im Zimmer roch, in der trotz der Kälte schon die Hitze des Tages zu ahnen war.

Ich stand auf und streckte mich. Erstaunlicherweise hatte ich keine Rückenschmerzen wie sonst, wenn ich in einem fremden Bett übernachtete. Ich musste gut geschlafen haben auf dem alten Sofa mit seinen verschlissenen Bezügen. Ich ging zu einem der Fenster. Eine dichte Bougainvilleahecke wuchs um das Haus. Der Hof war sauber gefegt, zwischen zwei Bäumen lag sorgfältig gestapeltes Feuerholz, daneben ein Haufen Reisig. Ein Hund, dessen Rasse ich nicht kannte, streunte umher, unter mir wühlte das Schwein. Wo war U Ba?

Ich ging in die Küche. In einer Ecke kokelte ein kleines Feuer, darüber hing ein Kessel. Der Rauch zog senkrecht nach oben und verschwand in einem Loch im Dach. Trotzdem brannten mir die Augen. An der Wand stand ein offener Schrank mit ein paar weiß emaillierten Blechnäpfen und Tellern, Gläsern und verrußten Töpfen.

Im untersten Regal lagen Eier, Tomaten, ein großes Bund Frühlingszwiebeln, eine Ingwerwurzel und Limonen. »Julia?« Seine Stimme kam aus dem nächsten Zimmer.

U Ba saß an einem Tisch, umgeben von Büchern. Der ganze Raum war voll davon, er glich einer aus den Fugen geratenen Bibliothek. Sie standen in Regalen, die vom Boden bis zur Decke reichten, sie lagen in Stapeln auf den Holzbohlen und in einem Sessel und türmten sich auf einem zweiten Tisch. Manche waren fingerdünn, andere hatten den Umfang von Lexika.

Es waren Taschenbücher darunter, aber die meisten hatten einen festen Einband, manche sogar in Leder. U Ba beugte sich über ein aufgeschlagenes Buch, dessen vergilbte Seiten aussahen wie eine Lochkarte. Daneben lagen verschiedene Pinzetten, Scheren, ein Gefäß mit weißem zähem Klebstoff. Zwei Petroleumlampen auf dem Tisch gaben zusätzliches Licht. U Ba blickte mich über den Rand einer dicken Brille an.

»U Ba, was machen Sie hier?«

»Ich vertreibe mir die Zeit.«

»Womit?«

»Ich restauriere Bücher. Mein Hobbv, wenn Sie es so nennen wollen.«

Er nahm mit einer dünnen, langen Pinzette einen winzigen Fetzen Papier, tupfte ihn kurz in den Kleber und platzierte ihn auf eines der kleinen Löcher im Buch. Mit einem feinen schwarzen Stift zeichnete er dann darauf die obere Hälfte eines o nach. (...)

Er lächelte zufrieden und zeigte mir die ersten Seiten des Buches. Sie waren übersät mit aufgeklebten Papierschnitzeln. »Ich will nicht behaupten, dass es wie neu aussieht, aber es ist wieder lesbar.«

Ich blickte abwechselnd auf ihn und das Buch. Meinte er das im Ernst? Es hatte noch mindestens zweihundert zerlöcherte Seiten. »Wie lange brauchen Sie für einen Band?«

»Heute ein paar Monate, früher ging es schneller. Jetzt machen die Augen nicht mehr richtig mit, und nach ein paar Stunden klagt das Kreuz über das gebeugte Sitzen. An anderen Tagen zittert meine Hand zu sehr. Das Alter, Julia.« (...)

»Es muss doch einen effizienteren Weg geben, diese Bücher zu restaurieren. So schaffen Sie es nie.«

»Keinen, der in meiner Macht steht, fürchte ich.«

»Ich könnte Ihnen einige der Bücher, die Ihnen sehr viel bedeuten, als Neuausgaben aus New York schicken«, schlug ich vor.

»Bemühen Sie sich nicht. Die wichtigsten habe ich gelesen, als sie noch in besserem Zustand waren.«

»Warum restaurieren Sie sie dann?«

Er lächelte. » Es macht mir Spaß. Es lenkt mich ab.«

»Wovon?«

Er überlegte. »Eine gute Frage. Sie werden die Antwort wissen, sobald ich Ihnen unsere Geschichte zu Ende erzählt habe.« (...)

In der Ferne hörte ich jemanden singen. Es waren mehrere Stimmen, schwach und kaum vernehmbar, so leise, als würden sie verklingen, bevor sie mein Ohr erreichten. Eine Welle, die am Strand versandet, noch ehe sie meine Füße umspült.

Ich horchte in die Stille, hörte aber nichts, vernahm den Gesang wieder, dann wieder nicht, hielt den Atem an und bewegte mich nicht, bis ich die Töne wieder hörte, nun etwas lauter. Laut genug, dass ich diese Spur nicht noch einmal verlieren würde. Es musste ein Chor von Kindern sein, die ohne Unterlass ein melodisches Mantra wiederholten.

»Sind das die Kinder aus dem Kloster?«, fragte ich.

»Aber nicht die aus dem Kloster im Dorf. Es gibt eines in den Bergen, und wenn der Wind günstig steht, erreicht uns der Gesang am Morgen. Sie hören, was Tin Win und Mi Mi gehört haben. Es hat vor fünfzig Jahren nicht anders geklungen.« Ich schloss die Augen, ein Schauder überlief mich. Die Kinderstimmen schienen über meine Ohren in meinen Körper zu dringen und mich zu berühren, wo kein Wort, kein Gedanke und kein Mensch mich bisher berührt hatten.

Woher kam dieser Zauber? Ich verstand kein Wort von dem, was sie sangen. Was war es, das mich so bewegte? Warum rührt uns etwas zu Tränen, das wir nicht sehen, nicht fassen und nicht festhalten können, das, kaum erklungen, schon wieder verschwunden ist?

Musik, hatte mein Vater oft gesagt, sei der einzige Grund, warum er manchmal an einen Gott oder eine himmlische Macht glauben könne.

Jeden Abend, bevor er ins Bett ging, saß er im Wohnzimmer, mit geschlossenen Augen und Kopfhörer, und hörte Musik. Wie sonst soll meine Seele Ruhe finden für die Nacht, hatte er mir erklärt.

Ich konnte mich an kein Konzert, an keine Oper erinnern, in der er nicht geweint hätte. Die Tränen strömten ihm übers Gesicht wie Wasser aus einem See, der lautlos, aber mit Macht über seine Ufer tritt. Dabei lächelte er. Hatte ich ihn je glücklicher gesehen?

Einmal fragte ich ihn, was er auf eine einsame Insel mitnehmen würde, wenn er sich zwischen Musik und Büchern entscheiden müsste.

Musik natürlich, hatte er geantwortet. Ich hatte nie verstanden warum. Jetzt ahnte ich etwas.

Ich wünschte, der Gesang der Kinder möge nicht aufhören. Er sollte mich durch den Tag begleiten. Durch das Leben.

Hatte ich mich meinem Vater je so nah gefühlt? Vielleicht hatte U Ba Recht. Vielleicht war er in der Nähe, und ich musste ihn nur sehen.

DIE WACHEN HABEN EINE gemeinsame Welt, IM SCHLAF WENDET SICH JEDER seiner eigenen zu.

Heraklit

RETTUNG

Melania G. Mazzucco

Die Glocke läutet zum dritten Mal. Zum letzten Mal. Danach werden die Luken von außen geschlossen, die Riegel rasten ein, und der Schlafsaal versinkt in der Dunkelheit. Vita versteckt sich am oberen Ende der Treppe, sie ist bis zur Nase unter Sägespänen begraben. An den Tagen, an denen alle unter Seekrankheit leiden, ist die Kiste leer, denn die Sägespäne werden mit vollen Händen auf den Boden, zwischen die Schlafkojen und sogar auf die Kissen gestreut, um Erbrochenes und flüssigen Kot aufzusaugen. Sie ist so überwältigt von ihrem eigenen Mut, dass sie kaum zu atmen wagt. Man hatte ihr vorausgesagt, sie müsse das Meer der Tränen überqueren, und stattdessen hat sich diese Reise als aufregendes Abenteuer entpuppt. Die Lampe zaubert einen Heiligenschein um das finstere Gesicht des Aufsehers, und sie kann sogar seinen schlechten Atem riechen. Sie rührt sich nicht vom Fleck. Sie wartet, bis die Matrosen ihren Kontrollgang über die Brücke beendet und die letzten Passagiere, die sich der Anordnung widersetzen, verscheucht haben. Die jungen Matrosen versehen lustlos ihren Dienst, sie ärgern sich über den nicht enden wollenden Nieselregen, der auf die Brücke fällt, und die schlechten Wetteraussichten. Sie sind Italiener. Die Gesichter unter den Kappen glänzen, die Wachstuchmäntel sind vollgesogen mit Nässe. Einer schwenkt seine Taschenlampe, entdeckt einen widerspenstigen Schatten, packt ihn, befördert ihn mit Fußtritten zur Luke – und der Schatten stolpert die Treppe hinunter. Die Matrosen lachen. Dann werden sie von der Dunkelheit verschluckt. Der Aufseher pfeift. Offenbar ist alles in Ordnung. Die Türen werden zugeschlagen, der Kielraum wird abgeschlossen. Jetzt sind sie Gefangene der Nacht. Alle, außer ihr.

Sie hat es mit ihnen aufgenommen. Sie hat sich nicht in dem stinkenden Loch einsperren lassen. Das Deck ist nur noch ein bleicher, leerer Streifen. Die mondförmigen Lichtkegel der Scheinwerfer bohren sich in den Nebel. Die tröpfelnde Reling ist eine Straße aus Metall – sie ist die schmale Grenze, die das Alles und das Nichts trennt, die Grenze zwischen ihr und dem Ozean. Das Schiff gehört ihr.

Sie steigt aus der Kiste. Sie schüttelt sich die Sägespäne aus den Haaren und dem Rock. Sie atmet tief ein. Die Luft schmeckt nach Rauch, Salz und Petroleum. Dies ist ihre erste Reise. Nie zuvor ist sie auf einem Schiff gewesen. Eigentlich müsste sie Angst haben, weil es spät ist, weil sie dem Aufruf des dritten Glockenschlags nicht gefolgt ist, weil sie sich den Regeln der Schifffahrtsgesellschaft widersetzt hat. Aber sie hat keine Angst. Sie ist glücklich.

Zweitausend Menschen sind dort unten eingesperrt und schlafen, nur sie ist frei. Sie klettert auf die Reling. (...)

Man erzählt sich, die zweihundert Passagiere auf dem oberen Deck würden in Liegestühlen liegen und lesen und den Horizont beobachten – und hin und wieder auch die zweitausend Passagiere unter ihnen. Die einen dienen zur Unterhaltung der anderen. Es heißt, sie spielten in den Salons Karten und tanzten am Abend. Die Musik hört man sogar unten, aber wie sie tanzen, weiß niemand. Aber all das ist jetzt vorbei. Es regnet bereits seit drei Tagen, und die Matrosen haben die Schirme und die Liegestühle weggeräumt. (...)

Vita geht schnell über das Deck und hüllt sich in ihren Schal. Sie hat eine Verabredung, und einen Mann soll man nicht warten lassen. Männer haben bekanntlich keine Geduld. Der Nieselregen verwandelt den Nebel in feinen Staub. Wasser steigt vom Ozean auf und fällt vom Himmel. Es ist der 9. April, aber in diesem Nichts im Nichts könnte es genauso gut Winter sein. Sie weiß nicht mehr, wie lange sie schon unterwegs ist. Sie hat es versäumt, sich den Tag der Abreise zu merken, und danach war es zu spät – die Zeit hatte bereits begonnen, im Kreis zu laufen. Immer wieder dasselbe Morgengrauen und dieselben Nächte. Aufstehen, sich das Gesicht in einem der Waschsäle waschen, sich um eine Tasse Kaffee und ein Stück Brot anstellen, auf irgendetwas warten. (...) Ansonsten gibt es nichts, als bestünde das ganze Leben nur aus Essen, Schlafen, wieder aufstehen, Sich-den-Bauch-Vollschlagen, bis es irgendwann einmal vorbei ist. Die Zeit vergeht, und das Schiff legt Kilometer um Kilometer zurück, ohne dass man es bemerkt. Die Reise ist fast zu Ende. Ihr wäre es am liebsten, wenn sie nie zu Ende ginge. Jenseits der Reling eine trübe dunkle Masse. Überall, soweit das Auge reicht. Sie befindet sich irgendwo inmitten des Nichts. Sie fährt nirgendwohin und kommt von nirgendwoher.

Eigentlich ist sie schon am Ziel.

Sie hat nie eine Uhr besessen, deshalb weiß sie auch nicht, ob sie die Verabredung schon verpasst hat oder ob sie wie immer zu früh dran ist. Sie hat es noch nie gewagt, sich gegen den dritten Glockenschlag aufzulehnen, dem nächtlichen Gefängnis zu entfliehen. Sie hat zu ihm gesagt: Wir treffen uns nach dem dritten Glockenschlag. Diamante hat bloß gefragt: Wo?

Als ob man sich das, worauf man kein Recht hat, einfach so nehmen könnte. Als ob es ganz einfach wäre zusammenzubleiben. Aber es war ganz und gar nicht einfach. (...) Vita hat sich nicht nur vor den Aufsehern verstecken müssen, sondern auch vor ihren Reisegefährten – sonst wäre sie bestimmt von irgendeiner neidischen oder bigotten Reisegefährtin, die meinte, sie müsse sich einmischen, an die Aufseher oder an den spionierenden Arzt verraten worden, und man hätte sie gepackt und mit Fußtritten dazu gebracht, sich mit der Dunkelheit abzufinden. Vielleicht ist schon eine halbe Stunde vergangen. Oder vielleicht auch nur eine Minute. Diamante ist jedenfalls nicht gekommen. Was soll sie jetzt tun, die ganze Nacht, im Freien, allein mitten auf dem Ozean, ohne sich irgendwo verkriechen zu können, denn die Türen sind alle verschlossen und verriegelt. Die Bullaugen glitzern im Regen, ihre Zähne klappern, während sie sich an die salzwassergetränkte Reling lehnt, den klatschnassen Schal auf den Haaren. Sie weiß eigentlich selbst nicht mehr, was sie hier tut, warum sie hergekommen ist, was ihr Ziel ist. Die Rettungsboote schwingen an den Eisenseilen, an denen sie befestigt sind, hin und her, sie knirschen, wenn sie der Neigung des Schiffes folgen. Heute Nacht wird es lustig werden. Der Wetterbericht kündigt stürmische See an. Auf dem Deck ist nur ein schwarzer Schatten zu sehen. Vita erschauert. Dann erkennt sie, dass es sein Schatten ist.

Der erste Glockenschlag hat die Funktion, die Ehepaare zu trennen. Nicht einmal sie dürfen hier zusammen schlafen. Der zweite Glockenschlag gilt den Verliebten. Die haben immer das Gefühl, nicht genug Zeit zu haben, um sich all das zu sagen, was sie sich noch sagen müssen – und sie zögern, kuscheln sich aneinander, streicheln sich die Hände, küssen sich oder blicken sich einfach in die Augen. (...) Der dritte Glockenschlag gilt den heimlichen Liebespaaren. Diese Paare sind taub, blind und stur. Sie wollen den Glockenschlag, der sie zwingt, sich zu trennen, nicht hören, sie ignorieren das näherkommende Licht und weigern sich zu gehorchen. Sie sind die Heimlichtuerei gewöhnt – Betrug, Flucht und Lüge gehören für sie zur Normalität. Der Aufseher und die Matrosen schauen in jeden Schlupfwinkel auf dem Deck. Sie heben jede Decke hoch, stöbern in jedem Abfallhaufen, in jedem Gewirr von Seilen und Tauen. Sie stecken ihre Lampen in die Räume unter die Treppenabsätze, in die Eimer, sogar in die stinkenden Toiletten und Waschräume. Die Liebespaare haben Geheimgänge entdeckt, Dielenbretter abmontiert, sich Schlupfwinkel unter Bergen von Konservendosen geschaffen. Sie verstecken sich in den Kombüsen, sie klettern in riesige Töpfe und Kessel, die so groß sind, dass ein Körper oder zwei darin Platz haben. Vita kann sich gar nicht vorstellen, welche Verzweiflung die Liebespaare in die schmutzigsten Winkel des Schiffes treibt, was sie dort suchen oder vor wem sie davonlaufen. Sie weiß nur, dass alle, die sich nachts nach dem dritten Glockenschlag freiwillig in die stinkenden Gänge im Kielraum einsperren lassen, bereits alle Hoffnungen aufgegeben haben.

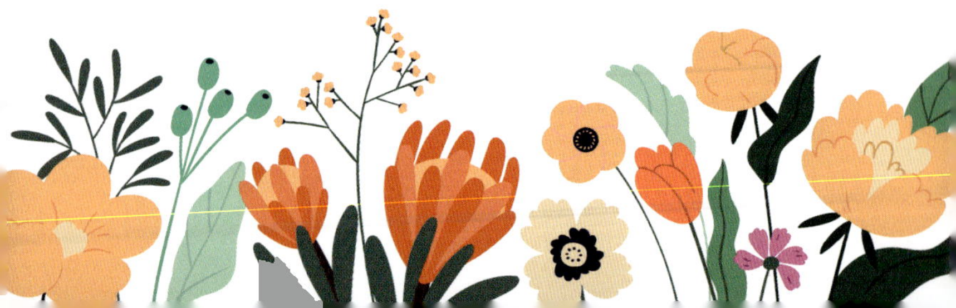

(...) Als die fünfundzwanzig Passagiere, die aus Minturno stammten, an Bord gingen, wurden sie ohne große Umstände in zwei Gruppen aufgeteilt. Die Männer links. Die Frauen und die Kinder rechts. Links auch Diamantes Freunde. Sie alle waren nach Ohio unterwegs, um dort Eisenbahnschienen zu verlegen – angeheuert von Agnellos Boss. Auf alle warteten Spitzhacke und Schaufel. Alle waren gleich angezogen, hatten dieselben Namen. Sie waren miteinander verwandt oder vielleicht auch nicht. Wer weiß das schon. Aber alle hatten den Platz, der ihnen zugewiesen wurde, akzeptiert und gehorcht. Vita und Diamante hingegen hielten sich an der Hand und wollten sich nicht trennen lassen. Wir müssen zusammenbleiben – mein Vater will es so, schrie Vita. Aber die Bordkommissare hatten beschlossen, dass Diamante zu groß war, um bei den Frauen und Kindern zu bleiben. Sie wurden getrennt. Diamante kam sich vor, als wäre er befördert worden. Mit elf Jahren und fünf Monaten wurde er der Gruppe der Männer zugeteilt. Damit er in der Dunkelheit nicht belästigt wurde, legte man ihn zwischen Pasquale Tucciarone und einen Priester. Diamante hat ihr erzählt, dass auch der Priester eines Nachts nach dem dritten Glockenschlag nicht zurückgekommen ist.

Inzwischen fällt heftiger Regen. Immer höhere Wellen schlagen gegen den Bug. Die Salzluft hat die Brücke glitschig werden lassen. Es ist schwierig, das Gleichgewicht zu halten. Das Schiff neigt sich – ächzend legt es sich zur Seite. Es ist ein sehr langes und schmales Schiff, es hat eine Form wie eine Erbsenschote. Es gibt nur einen Schornstein, der so hoch ist wie ein Glockenturm.

Die italienischen Schiffe sind heruntergekommen, schon vor zwanzig Jahren waren sie so alt, dass sie eigentlich keine Passagiere, sondern nur noch Waren hätten transportieren dürfen. Aber mit menschlichen Wesen lässt sich mehr Geld verdienen als mit Ochsen, und außerdem sind sie zahlreicher. Also hat man Schlafkojen in die Schiffe eingebaut und sie neu gestrichen, aber das Holz unter dem Lack ist morsch. Dieses Schiff hingegen ist funkelnagelneu und glänzend – es ist ein englisches Schiff. Sogar sein Name klingt wie eine Verheißung. Es heißt Republic. Erst vor wenigen Wochen hat es die Werft in Belfast verlassen. Die Engländer haben es gebaut, um damit Italiener zu transportieren, denn die Italiener wollen nach Amerika und die Engländer nicht. Vita hat keine Angst, Schiffbruch zu erleiden, im Gegensatz zu allen anderen, die beten und alle Heiligen anflehen. Sie vertraut der englischen Schifffahrtsgesellschaft. Sie glaubt, alles, was aus dem Ausland kommt, sei automatisch besser. Und außerdem findet sie das Meer tröstlich. Ihre Mutter hatte immer zu ihr gesagt, wenn sie einmal nicht mehr weiterwüsste, solle sie das Meer betrachten. Das sei sehr nützlich, um die Gedanken zu ordnen: eine einfache, klare horizontale Linie, die Himmel und Wasser trennt, Gut und Böse, Zukunft und Vergangenheit, Leben und Tod auseinander hält.

Vielleicht ist sie eingeschlummert, denn plötzlich weckt sie das Quaken eines Frosches. Und da es mitten auf dem Ozean keine Frösche gibt, kann das nur bedeuten, dass Diamante in der Nähe ist. Wo bist du, Vita?, flüstert er, denn er weiß, dass er sich verstecken muss.

Siehst du mich etwa nicht? Hier bin ich, du Dummkopf.

Wo hier?, fleht Diamante. Seit die Scheinwerfer ausgeschaltet worden sind, ist alles dunkel. Das Deck ist ein schwarzer Tümpel, der Himmel, der Ozean, der Rauch aus dem Schornstein sind schwarz. Ich möchte dich sehen, ich möchte dich finden, aber ich schäme mich, dich zu suchen. Ich schäme mich, dir zu sagen, dass ich nur deshalb hier heraufgekommen bin, weil du mich darum gebeten hast. Bis er sie sieht. Sie ist hier. Der dritte Glockenschlag hat sie nicht trennen können. Es ist nicht gelungen, sie zu trennen. Sie ist ihm anvertraut worden. Oder er ihr – wer weiß.

Vita sitzt im Rettungsboot, dem ersten in der Reihe, das in der Luft hängt und schaukelt. Sie sitzt auf der vorderen Bank und betrachtet den Ozean. (...) In Gedanken versunken blickt sie in die Dunkelheit, in die sich das Schiff stürzt. Wer weiß, wie weit weg Amerika noch ist. Diamante klettert zu ihr hinauf. Er setzt sich die Schirmmütze auf den Kopf. Er betrachtet sie. Seine türkisblauen Augen funkeln wie Diamanten auf einer Handfläche. Wer weiß, wo die Trennlinie heute Nacht ist. Was richtig und was falsch ist. Sie sitzen im Boot, ohne zu wissen, wo das Land aufhört und der Himmel anfängt – mitten im Wasser, zwischen dem Regen und dem Ozean.

Und was machen wir jetzt?, fragt Diamante, der sich Sorgen macht, weil der leichte Aprilregen sich in einen Wolkenbruch verwandelt hat und die Temperatur gegen null sinkt. Wenn wir uns aneinander kuscheln, antwortet Vita, spüren wir die Kälte nicht. Zögernd rückt Diamante näher, er rutscht über die glitschige Bank. Ihre Beine berühren sich. Vitas Beine reichen nur mit Mühe bis zum Boden des Bootes. Sie ist noch ein Kind. Vitas Zähne klappern, denn sie trägt nur ein geblümtes Baumwollkleid und einen klatschnassen durchlöcherten Schal – dabei bräuchte man heute Nacht einen Mantel oder eine Decke oder zumindest eine Öljacke wie die Matrosen.

Aber was macht das schon? Es gibt nichts zu sehen, nichts zu hören, der Ozean ist ein fernes Tosen, die Luft ist mit Nebel gesättigt, kein einziger Stern und kein Sternbild verrät ihnen, wo sie sind und ob sie in die richtige Richtung unterwegs sind.

Wir sind davongelaufen und wissen nicht, was wir mit dieser Nacht anfangen sollen. Es ist noch zu früh. Mit elf Jahren haben sie ihn zu den Männern gesteckt – aber er ist noch kein Mann. Jetzt wünscht Vita sich beinahe, dass es schon Tag wäre. Die Freiheit riecht wie das Salz, nach dem Diamantes Jacke duftet. Die Passagiere können gar nicht glauben, dass Vita allein mit ihm unterwegs ist. So eine gefährliche Reise, so weit weg von zu Hause. (...)

Vita hebt die Plane an, die auf dem Boot liegt. Sie lässt sich daruntergleiten und kriecht unter die Sitzbänke. Komm, Diamà, hier regnet es nicht. Hier unten haben wir es warm. Sie ziehen die Plane über sich und befestigen sie an Bug und Heck. Es ist ein Spiel, als würden sie ein Baumhaus bauen. Dieses Haus ist jedoch ein Boot, das noch nie zur See gelassen wurde und nur im Fall eines Schiffbruchs zur See gelassen wird, es hängt an zwei Eisenseilen an der Außenwand des Schiffs. Jetzt kann sie wirklich keiner mehr finden. Hier können sie bleiben, bis es zu regnen aufhört, bis es Tag wird, bis sie am anderen Ufer, jenseits des großen Wassers, ankommen und die Reise zu Ende ist – so lange sie Lust haben. Sie werden zusammenbleiben, und niemand kann sie mehr daran hindern.

Sie strecken sich unter den Bänken aus. Sie legen den Kopf auf die Rettungsringe. Um sich vor der Kälte zu schützen, ziehen sie Schwimmwesten an und decken sich mit den restlichen zu. Auf den Schwimmwesten steht »White Star Line«. Aber Vita hat keine Ahnung, wo sich der weiße Stern befindet. Sie hat ihn noch nie gesehen. Das Schiff scheint stillzustehen. Es fährt nirgendwohin.

Es schaukelt in der Dunkelheit. Es knarzt, es ächzt. Es stürzt sich in die Wellen, in die Tiefe, ins Nichts. Es gibt kein Ufer, das sie erreichen müssen, keinen Raum, den sie durchqueren sollen. Im Bauch des Bootes ist es so finster, dass sie nicht einmal Diamante sieht. Sie nimmt seine Hand, um sich zu vergewissern, dass er wirklich da ist. Das grelle Licht der Scheinwerfer dringt durch die kleinen Löcher der Plane. Die Buchstaben, die auf der Außenwand des Boots stehen, wiederholen beharrlich die Silben, die sie nie zu lesen gelernt hat. Neben ihr, an sie geschmiegt, liegt ein Junge mit einer Schirmmütze. Sie drückt seine Hand. Diamante sagt: Warum siehst du mich so an, Vita? Ich hatte dir doch gesagt, dass ich kommen würde. Sie sagt: Warum bist du nicht schon früher gekommen? Er antwortet: Jetzt bin ich da.

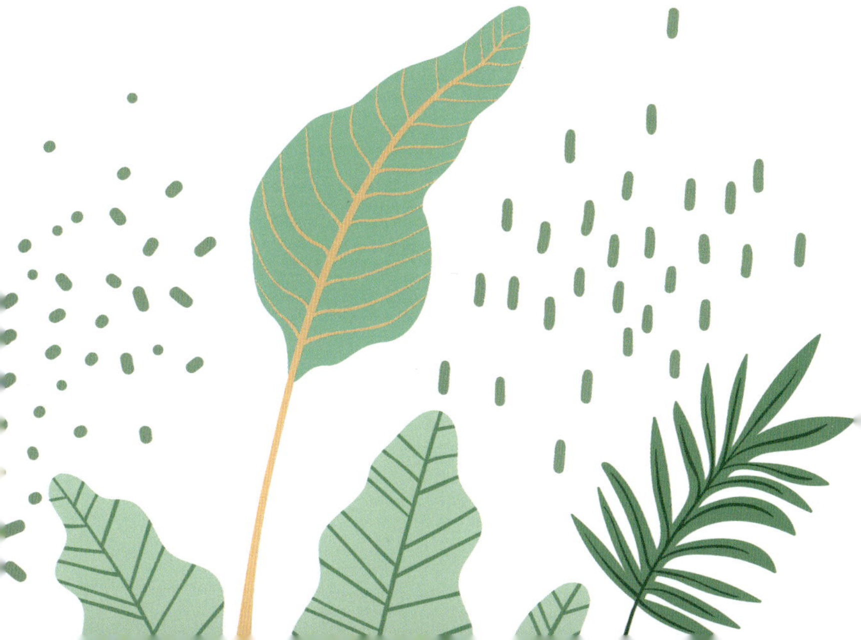

Sämtliche Äußerungen in den Texten in diesem Buch sind Zeugnisse ihrer jeweiligen Entstehungszeit und in diesem Kontext zu bewerten.

In einigen Fällen war es nicht möglich, für den Abdruck der Texte die Rechteinhaber:innen zu ermitteln. Honoraransprüche der Autor:innen, Verlage und ihrer Rechtsnachfolger:innen bleiben gewahrt.

Wir danken folgenden Verlagen, Autor:innen und Übersetzer:innen für die Abdruckgenehmigungen:

Ithar Adel, Der Nachtzug, aus: Geschichten zum Einschlafen. © 2020 Ullstein Buchverlage GmbH, Berlin

Sophie Scholl, Fritz Hartnagel, Damit wir uns nicht verlieren, Briefwechsel 1937–1943, hrsg. von Thomas Hartnagel © S. Fischer Verlag GmbH, Frankfurt am Main 2005

Hannah Arendt, Wie ich einmal ohne Dich leben soll, mag ich mir nicht vorstellen, Briefwechsel mit den Freundinnen Charlotte Beradt, Rose Feitelson, Hilde Fränkel, Anne Weil und Helen Wolff, hrsg. von Ingeborg Nordmann und Ursula Ludz © 2017 Piper Verlag GmbH, München

Michelle Obama, Becoming, Meine Geschichte, © Wilhelm Goldmann Verlag in der Verlagsgruppe Random House GmbH, München 2018

Colette, Die Genesung, aus: L'amour? Parlons-en ... Moderne französische Liebesgeschichten, © Deutscher Taschenbuch Verlag GmbH & Co. KG, München 1985

Jan-Philipp Sendker, Das Herzenhören, © Karl Blessing Verlag in der Verlagsgruppe Random House GmbH, München 2002

Melania G. Mazzucco, Rettung, aus: Vita. © Albrecht Knaus Verlag in der Verlagsgruppe Random House GmbH, München 2004

Coverillustration: Petra Braun Illustration
Covergestaltung: Grafisches Atelier, arsEdition GmbH
Grafische Gestaltung Innenteil: Nina Giglberger
Bildnachweis: Hintergründe: Nadia Grapes / Shutterstock.com; Tayka_ya / Shutterstock.com; Angelina Bambina / Shutterstock.com; GoodStudio / Shutterstock.com; Vignetten: Saibarakova Ilona / Shutterstock.com

ISBN 978-3-8458-4753-5

www.arsedition.de

MIX
Papier aus verantwortungsvollen Quellen
FSC® C002795